揭秘肠道菌 提高免疫力

姚纪高——编著

中国轻工业出版社

图书在版编目（CIP）数据

揭秘肠道菌 提高免疫力 / 姚纪高编著. --北京：中国轻工业出版社，2025.9. --ISBN 978-7-5184-4639-1

Ⅰ. Q939；R392

中国国家版本馆CIP数据核字第20250JT574号

责任编辑：王宝瑶

策划编辑：王宝瑶　　责任终审：高惠京　　封面设计：伍毓泉

版式设计：锋尚设计　　责任校对：朱　慧　朱燕春　　责任监印：张京华

出版发行：中国轻工业出版社（北京鲁谷东街5号，邮编：100040）

印　　刷：三河市万龙印装有限公司

经　　销：各地新华书店

版　　次：2025年9月第1版第1次印刷

开　　本：787 × 1092　1/16　印张：9.5

字　　数：135千字

书　　号：ISBN 978-7-5184-4639-1　定价：48.00元

邮购电话：010-85119873

发行电话：010-85119832　010-85119912

网　　址：http://www.chlip.com.cn

Email：club@chlip.com.cn

231624K6X101ZBW

前言

“肠”路漫漫，还有得走

自从2000年全球掀起一股研究肠道细菌的风潮至今，人类对微生物的探索已进入了多组学（Multi-Omics）的时代：沿着“微生物—宿主”的相互作用途径，整合多种组学，包括基因组学、转录物组学、代谢物组学以及蛋白质组学等，科研人员能够更全面地了解微生物的功能，以及其与宿主之间的相互作用。

多组学虽已越来越多地被应用于肠道微生物研究中了，但我们现在所看到的文献，仍然大多止于报道肠道微生物群落的构成与疾病状态之间的关联性，而鲜见其因果关系的分子机制探究。

简单地讲就是：大部分的论文只在说明生病者和健康者的肠道菌群不一样，至于这种差异是发病的原因还是结果就没有下文了。而其前因后果若不能厘清，再重大的研究发现，也难转化为有意义的治疗方法。

诚然，由于人体中的微生物非常复杂，科学家欲确定它们与某种疾病间的因果关系，实在是一项极具挑战性的工作。这几年来网上流行一句顺口溜，“遇事不决，量子力学；机制难寻，肠道菌群”，虽是调侃之语，但也意味着这个在全球范围内都达到空前研究高度的领域，依旧是“肠”路漫漫，不见尽头——还有得走！

“肠道照顾好，健康没烦恼”这十字箴言，不光是我的信念，更是我切身的体验，所以一直想通过写作广告周知，提醒大家。这也是76岁高龄的我，还在笔耕不辍的动力和原因。

本书如同我以前几册旧作那样，所汇整的肠道微生物资讯都是较新的，能令读者再“长肠识”。虽有些题目重复过往，但“旧瓶装新酒”，还是有点看头的，望读者不吝赐教！

姚纪高

目录

缤纷的“花丛” / 001

上

缤纷的“花丛”

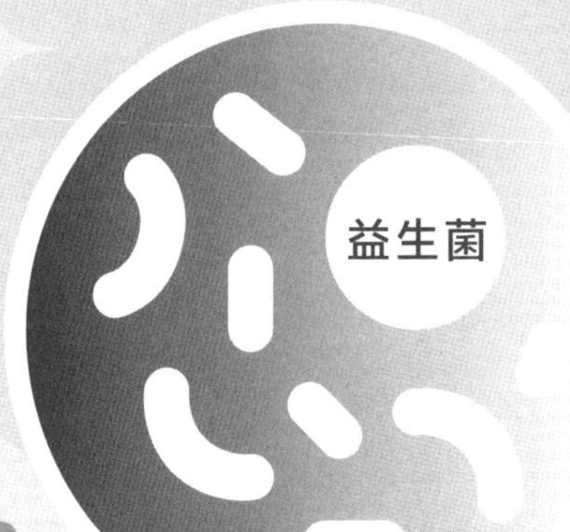

肠道核心菌群

近十几年来“核心菌群”（Core microbiome）一词已广泛用于微生态学，尽管学界对其有些不同的认知或见解，但其含义通常是泛指在大部分人身上都普遍存在的微生物类群。

2016年，德国、荷兰两国学者曾一同在《科学》（*Science*）上发表一篇相关的论文，通过整合分析了比利时Flemish肠道菌群计划、荷兰生命线（Life Lines-DEEP）研究计划等，共3948份健康人群粪菌数据，鉴定出664个属，其中另支菌属（*Alistipes*）、梭菌簇Ⅳ（*Clostridium* clusters Ⅳ）*、副拟杆菌属（*Parabacteroides*）和来自放线菌门（Actinobacteria）的属等14个菌属为核心菌群。

鉴于肠道细菌与宿主健康与否密切相关，为了能有利于临床科研，确定“正常”肠道微生物群（“Normal”for the gut microbiota）的构成有其必要性。肠道核心菌群也只有在较高的分类学水平，如属（Genera）中才容易辨别，不过其阈值（临界值）的标准至今尚未有共识。

肠道核心菌群的概念无涉“好菌”和“坏菌”，以另支菌属为例，其有的菌种可产生短链脂肪酸，对肝纤维化、炎症性肠病、心血管疾病等患者有保护作用；有的菌种则会促进大肠癌，并且与抑郁症有关。到底对宿主有益还是有害，这就得视哪一种细菌占有优势了。

简而言之，我们一般所谓的肠道“正常菌群”（Normal flora）就是肠道核心菌群。

注释

*梭菌簇Ⅳ（*Clostridium* clusters Ⅳ），不是正式的命名，也不代表一个分类单元（譬如一个属或者科）。它们现在有些已被重新命名，并划分为几个种属了，且大多归类在瘤胃球菌科（Ruminococcaceae）里。

另外，在1994年被命名的梭菌簇XⅣa，如今也被重新命名并重新分类，大多归属毛螺菌科（Lachnospiraceae）了。

肠-X轴线

由于我们体内有共同黏膜免疫系统*的存在，肠道会与上下多个器官通联，理所当然，不足为奇。

所谓肠-X轴线（Gut-X axis）即指肠道和肠道菌群与肠外器官之间的双向或多向生化交流通路，全称应该为“肠道-肠道菌群-X轴线”。

美国国立卫生研究院（National Institutes of Health，NIH）在2007年启动的“人类微生物组计划”（Human Microbiome Project，HMP），揭示了肠道微生物与人体的许多功能密切相关。

如今已有越来越多的证据支持宿主肠道微生物与其肠道外器官相互作用的关系，表明肠-X轴线并非一种假说或者一番理论，而是突显了肠道微生物与其他身体系统之间的联系。

这些会影响不同疾病的发生与发展的轴线，包括了肠-脑轴线、肠-肾轴线、肠-肝轴线、肠-肺轴线、肠-骨轴线、肠-肌轴线、肠-皮轴线、肠-心轴线和肠-眼轴线等，相关的研究皆可见于国际性医学期刊，我在本书和过去的旧作里，也已或多或少有所叙述了。

自二十一世纪以来，人类对微生物的研究突飞猛进，大放异彩，风潮席卷全球科学界。今天随着我们对肠道微生物这个庞大的生态系统了解得越多，就越意识到我们不知道的其实更多！

肠-X轴线虽提供了针对微生物的疾病治疗新方向，但肠道和肠道菌群与各个器官的相互影响、相互联系机制，涉及宿主的免疫系统、内分泌系统和肠道细菌代谢产物等，可说是非常错综复杂，至今仍有诸多不明之处，就待科学家们努力拨云见日了。

注释

*共同黏膜免疫系统是由肠系黏膜、支气管黏膜、眼结膜、泌尿生殖道黏膜等相关淋巴组织，以及外分泌腺如胰腺、乳腺、泪腺、唾液腺等分泌管所组成的，这是身体内最大的免疫联合部队，是抵抗感染的第一道防线。

血型与肠道细菌

肠道细菌与宿主血型的关系，乃是个吸睛的议题，虽这方面的研究并不多见，但已证明血型与肠道菌群存在着紧密联系，二者之间的调控作用是相互的。

不同血型的名字是由ABO基因所控制的血型抗原而来的，这类抗原就是红细胞上的聚糖组分，也就是说红细胞上糖分子的结构差异决定了血型。不过ABO血型抗原要在上皮组织表达及体液（如母乳、唾液、眼泪、精液和尿液等）中分泌，则必须由FUT2基因编码的半乳糖苷2–α–L–岩藻糖转移酶2（Galactoside 2-alpha-L-fucosyltransferase 2，FUT2）介导才行。

FUT2乃为人体内修饰糖类基团的酶。FUT2基因又称“分泌基因”，可分为正常的“分泌型”与有缺陷的“非分泌型”，前者即指可将血型抗原分泌表达在黏膜和体液上，能呈现这种功能基因的个体，被称为分泌者，反之则是非分泌者。个体的分泌或非分泌状态，会造成肠道菌群组成的不同。

这是因为血型抗原是一种糖类物质，既能作为有些微生物的黏附受体，也可充当营养源，提供代谢能量，促进细菌生长。所以血型是会影响不同细菌在肠道定植和繁殖能力的。

而微生物一旦进驻宿主体内，为避免被免疫系统发现和清除，有些就会模仿表达宿主的血型抗原来作掩护，这即可解释不同血型对病原体易感性的差异了。故分泌者状态的确定很重要，因其与多种疾病如消化道疾病、糖尿病、泌尿道感染和病毒感染等有关。——或许吧！不同血型的存在对于微生物和哺乳动物而言，是在漫长进化过程中磨合出来的自然结果。多年来，医学界一直在探索血型与疾病之间的关系，如今也到了该加入肠道细菌研究的时候了。

肠道细菌能改变血型？

人们熟悉的血型通常是指A、B、AB和O型四种，如上文所述，血型是按照血液中红细胞表面的血型抗原来区分的。

众所皆知，血型匹配在输血时至关重要，若不匹配，免疫系统会对红细胞发起致命的攻击，导致血细胞凝结，堵塞血管。唯有O型血因其具有普遍相容性，可以供给其他三种血型的人，向有“万能血”之称，故医院和血库需求量最大的就是O型血了。

2019年期刊《自然微生物学》（*Nature Microbiology*）上，即有项加拿大英属哥伦比亚大学的研究表明，有一种名为“普氏解黄酮菌”（*Flavonifractor plautii*）的肠道细菌，所产生的两种酶：A抗原去乙酰基酶（GalNAcDeAc）和半乳糖苷酶（GalNase），会携手切割红细胞上的抗原A，使A型血转化为O型血。

该期刊几年后又刊登了丹麦科技大学的论文，该科研团队从23种嗜黏蛋白阿克曼菌（*Akkermansia muciniphila*，后文简称Akk菌）属的糖苷水解酶中筛选出了一组结构独特的酶，能高效分解红细胞中已知和此前未知的抗原，将血液从A型和B型变成O型。

由上或可推想而知，肠道内应该还有其他细菌拥有这种转变血型的本事，只是迄今尚未被科研人员发掘出来而已。

其实早在二十世纪八十年代初，科学家就证明了利用绿咖啡豆中的酶，能将B型血转化为O型血，只是过程中得用上大量的酶，量产不易。

如今，肠道细菌可把A型血和B型血变换成O型血的发现，势必将有助于利用捐献的血液扩大ABO通用型血液的供给，可以缓解全球医疗机构普遍面临的O型血短缺问题，意义可谓重大。

血液微生物

血液是流动在血管和心脏中的一种红色不透明黏稠液体，除非身体免疫力低下，一般都认为正常人血液里应该是无菌的，因为一旦带有细菌，就容易导致菌血症，甚至危及生命的败血症。不过，近几年来的一些研究却都表明，在健康者血液中存在多种微生物。这又该如何来解释才好呢？

辽宁省的中国医科大学曾分析过近3万个病患的血液样本，结果发现其中11.69%存在微生物，但这毕竟是生病的人的血液。2023年在期刊《自然微生物学》（*Nature Microbiology*）上发表的一项新加坡学者的研究，算是比较客观的答案：他们对9770例健康的人的血液样本进行脱氧核糖核酸（DNA）测序分析，结果在8892份符合标准的样本中，检测出了117种微生物，包括110种细菌、5种病毒和2种真菌。

该科研团队发现：

- 这117种微生物大都是来自人体其他部位的共生菌种，其中消化道有40种，口腔有32种，生殖泌尿道有18种。
- 82%的血液样本并没有检测到任何微生物，其余18%的样本中，平均每个样本只有一种微生物。
- 共计观察到11种活细菌在血液里具有复制能力，并且与医院菌血症报告中的细菌种类相同。
- 无法检测到不同菌种之间的共生关系，也没有找到核心的菌群。

• 未发现血液中微生物种类与健康人群中的宿主表型（包括性别、种族、年龄、身体质量指数、血液总胆固醇、甘油三酯、收缩压和舒张压等）有明显关联。

众所周知，生物体表和体内分布有大量的微生物，只要表皮细胞之间紧密的连接处因故（譬如外伤或内伤）松动，哪怕是出现一丁点儿缝隙，微生物都会乘虚而入，这是不足为奇的，人类自然也不例外。

过去科学家已观察到，微生物一旦进入血液，不到半分钟的时间，就能随着循环系统在体内兜转一圈。故我们不妨把正常人血液中的微生物，视为误闯禁区的游客，其终将遭到驱离，实在不足为惧。

尽管作如是观，血液带有微生物的健康的人，若要输血给病患仍不能忽视其微生物的存在。

滴答的肠道

肠道乃身体重要屏障之一，肠漏（Leaky gut）是对肠道通透性增加或肠道屏障功能障碍的形象描述。迄今越来越多的证据表明，微肠漏与炎症性肠病和很多非胃肠道的疾病密切相关。

2021年《肠道》(*Gut*) 刊登了一篇美国妙佑医疗国际（Mayo Clinic）的综述文章，题目就是《肠漏怎么办?》(*What to do about the leaky gut?*)，内容重点如下：

• 不少病理生理状态与肠漏症有关。

• 利用血清生物标志物或口服糖探针的尿液排泄检测法，来检测肠道通透性的变化是客观的。

• 高脂食物、乳化剂和酒精等饮食因素会损害肠道屏障。

• 益生元、益生菌、短链脂肪酸、氨基酸和矿物质等，都是有潜在增强肠道屏障作用的食物成分。

• 医学界正在研发靶向丝裂原活化蛋白激酶（MAPK）*渗漏通路调控因子的药物。

• 宣称能改善肠道屏障的营养素或补充剂，应有因果性的人体研究证据。

我在几本旧作中大多会讲到肠漏的改善方法，现摘录如后，知新也温故：

• 排除容易引起身体内部发炎的饮食，如乳制品和酒精等。

• 有必要时采取抗生素选择性调节，清除过量的肠杆菌科（Enterobacteriaceae）细菌和真菌。

• 补充益生菌、益生元以及摄取膳食多酚益菌因子。

• 利用谷氨酰胺（Glutamine）、精氨酸、鱼油、维生素C、维生素A和有机锌等营养素，修补受伤的黏膜上皮细胞。

注释

*丝裂原活化蛋白激酶（Mitogen-Activated protein kinase，MAPK），是普遍存在于真核生物中的一类丝氨酸–苏氨酸蛋白激酶。这个家族是将信号从细胞表面传导到细胞核内部的重要传递者，所以也被称为“细胞外信号调节激酶”，在基因表达调控和细胞质功能活动中发挥关键作用。

肿瘤菌群

尽管有些微生物与癌症的发生和发展相关，但以前肿瘤组织一直是被认为没有细菌的，不过这些年来的多项研究数据，都证实肿瘤菌群的存在了，其中以色列权威的魏茨曼科学研究所（Weizmann Institute of Science），于2020年5月29日在《科学》（*Science*）上发表的一篇论文最具代表性，这篇论文也被选为该期的封面故事。

该科研团队以不同技术分析了包含乳腺癌、肺癌、卵巢癌、胰腺癌、黑色素瘤、骨癌和脑瘤七类肿瘤的1500多个样本，结果发现从大脑到骨骼的每一种癌症中都有细菌存在，其中以乳腺癌细菌最多；而每种不同癌症类型都有不同的菌群组成，且具有不同通路的代谢活性（例如，肺癌细菌中即富集降解香烟的化学物质通路），特别是这些细菌大多位于细胞内，包括癌细胞和免疫细胞，它们或许也是组成肿瘤微环境的一部分！

如今，肿瘤菌群已被确定为不可或缺的肿瘤成分，它们会影响化疗、放疗以及免疫治疗的效果。各方研究都指出，肿瘤菌群能促进癌症的发展，也可以增强抗肿瘤免疫，前者在拙作《养好肠道菌 身体才健康》里“具核梭杆菌”一文中讲过；后者如西湖大学2023年在英国期刊《细胞生物学趋势》（*Trends in Cell Biology*）上提到：调节肿瘤内菌群可减少癌症转移，阻止癌症发展并重新编程免疫反应。

那肿瘤内驻留的细菌是从何而来的呢？从分离自肿瘤组织的菌株来看，应该有三处来源：邻近组织器官、黏膜屏障部位以及血液循环传播。至于肿瘤与细菌之间所形成的依存关系，迄今有待探究阐明之处仍然很多。

《论语》言："工欲善其事，必先利其器。"由于现代科技的精进，世人才能发现肿瘤菌群，并为癌症治疗带来新的机遇。比起肠道菌群，肿瘤菌群研究算是个较新的领域，我们现已知道肠道菌群有助于提升治癌药物的效力，以及可以影响癌症免疫疗法的作用*，或许假以时日，科学家们也同样能从肿瘤菌群中找到抗癌的方法吧！

注释

*请参见拙作《养好肠道菌 身体才健康》里"癌症免疫疗法"一文。

肺部微生物

从瑞士伯尔尼大学（University of Bern）的马库斯·希尔提（Markus Hilty）等，在2010年首次发现了呼吸道中的微生物群落后，过去所谓的“肺部无菌论”终于被彻底推翻，肺部微生物的相关研究，随之如雨后春笋般涌现。

拙作《养好肠道菌 身体才健康》里，对肠道细菌与肺部疾病之间的互动已有所铺陈。华南师范大学2022年在*iMeta*在线发表了一篇相关的综述文章*，值得大家阅读。该文回顾了迄今已知的肺部微生物在疾病中所扮演的角色，并讨论至论文发表时的肺部菌群领域研究与所待克服的问题。兹摘要如下：

• 厚壁菌门和拟杆菌门是健康肺部微生物中的主要门类，其中普雷沃菌属（*Prevotella*）、韦荣球菌属（*Veillonella*）和链球菌属（*Streptococcus*）是最常见的菌属。

• 肺部菌群处在一个动态变化的状况中。健康者肺部微生物的组成是由微生物迁入和迁出之间的平衡所决定的。

• 在诸多呼吸系统疾病中，包括慢性阻塞性肺疾病、支气管扩张、肺炎、肺结核、肺癌和新型冠状病毒感染等，肺部微生物群落都会发生改变。

• 肺部微生物可通过调节宿主免疫和炎症反应，影响各种呼吸系统疾病的进展。

• 肺部微生物和肺部与远端器官（如口腔和肠道）之间的交互作用有

关，肠–肺轴线的概念**是具体存在的。

诚然，这几十年来，科学家们对呼吸道微生物的关注无法与主导人类微生物研究的肠道菌群相提并论，严格说来，对这个领域的探索尚处于起步阶段，未来要面临的挑战一定是只多不少的。

注释

*这篇论述有中文版本，欲阅全文，只要检索《人体肺部微生物组——微生物与人类健康和疾病之间的隐秘关联》即能找到。

**肠–肺轴线（Gut-Lung axis）在西医中的概念与中医所谓的“肺与大肠相表里”对应，因肺与大肠具有胚胎学同源性、共同黏膜免疫系统且能够分泌相同的物质，在功能上相互影响，这种肠与肺的关系和相互作用，即称为肠–肺轴线。

优杆菌属细菌

优杆菌属（*Eubacterium*）*是一类革兰氏阳性厌氧细菌，乃肠道微生物的核心成员之一。该属的多个物种，被认为在微生态疗法中具有市场开发价值，因此备受专家瞩目。

爱尔兰科研人员2022年在《肠道微生物》（*Gut Microbes*）线上发表的一篇综述文章，回顾并评论了优杆菌属与宿主健康的关系，内容重点如下：

• 优杆菌属物种在系统发生树中分布广泛，而与人类肠道相关的主要菌种包括直肠优杆菌（*E. rectale*）、霍氏优杆菌（*E. hallii*）、凸腹优杆菌（*E. ventriosum*）、挑剔优杆菌（*E. eligens*）、产粪固醇优杆菌（*E. coprostanoligens*）和黏液优杆菌（*E. limosum*）。

• 这个家族的肠内丰度受到饮食和年龄的调节。它们在肠道中的存在，很大程度上与膳食纤维摄入量的增加有关，并且会随着饮食中蛋白质与脂肪占比的增加以及机体衰老而减少。

• 通过丁酸盐和丙酸盐等短链脂肪酸的生产，黏液优杆菌可缓解肠道炎症；霍氏优杆菌能显著改善胰岛素敏感性和能量代谢。

• 优杆菌属的丁酸盐生产者，可以抑制大肠癌和动脉粥样硬化。凸腹优杆菌已被提议作为大肠癌低风险的生物标志物。

• 优杆菌属通过胆汁酸代谢和转化胆固醇，助力二者在体内的平衡，以利健康。挑剔优杆菌和产粪固醇优杆菌高度参与了胆固醇的降解。

• 优杆菌属还参与体内关键的代谢转化，包括将有毒化合物转化为更良性的形式。霍氏优杆菌就擅长将一种食物来源的杂环芳胺（Heterocyclic amines）致癌物变为无害。

另有学者的研究指出，产粪固醇优杆菌丰度的变化，能改善孤独症（自闭症）患儿的症状和多种肠道问题。由上即知，优杆菌属在维护宿主健康上可谓贡献良多啊！

注释

*优杆菌属（*Eubacterium*）另有个译名是“真杆菌属”，前者取谐音命名，倒也是名“符”其实的；后者或许与该属在系统发生树上的多样化有关。其实究竟有哪些细菌“真正”归类于这个属，微生物学家们一直是争论不休的。

肠球菌属细菌

1984年肠球菌（*Enterococcus*）跟链球菌属“说拜拜”，自立门户，成为一个独立的属，而在人体肠内就有两种常见的肠球菌：粪肠球菌（*E. faecalis*，占90%～95%）和屎肠球菌（*E. faecium*，占5%～10%）。

肠球菌因会改变细胞壁多糖的表面，躲开“追杀”，具有高度的先天抗药性，例如抗万古霉素肠球菌就是赫赫有名的超级细菌！同时彼等也会生成许多致病的毒性因子，有害健康。

1998年，《美国胃肠病学杂志》（*The American Journal of Gastroenterology*）上有一项研究指出，肠球菌在肠道聚集生长的过程会产生相当可观的自由基，它们很可能导致肠黏膜细胞不正常增生，进而引发大肠癌的风险。

或有鉴于此，联合国粮食及农业组织与世界卫生组织联合工作组（Joint FAO/WHO Working Group），在2002年提出不建议将肠球菌作为益生菌来使用；2007年欧洲食品安全局（EFSA）也认为其不属于安全资格认证（Qualified Presumption of Safety，QPS）的种；2011年美国食品与药物管理局（FDA）同样不建议将肠球菌充作益生菌；在2017年，中国也不建议益生菌里添加肠球菌。

不过话说回来，现在中国台湾的西药房架上还是可以见到含有肠球菌的胃肠药，尽管我们相信其菌种来源的安全性有经过严格检验、层层把关，但肠球菌的菌株毕竟变异性大，其潜在的抗药因子和毒性因子有高度传播能力，故服用时还是谨慎一些较好，特别是细菌感染、免疫力低下的患者和老年人！

活泼瘤胃球菌

瘤胃球菌属（*Ruminococcus*）这个家族乃是制造短链脂肪酸的大户，在新陈代谢中起着至关重要的作用。它们最爱植物的细胞壁，擅长降解纤维素、半纤维素和抗性淀粉等复杂的碳水化合物，有助于宿主对食物的消化吸收。

在瘤胃球菌属的成员中，如白色瘤胃球菌（*R. albus*）和布氏瘤胃球菌（*R. bromii*）等占有优势，被认为有益于宿主的健康。而较晚发现的活泼瘤胃球菌（*R. gnavus*）则常被视为有害菌，顾名思义，这种细菌具有活跃的发酵能力，其丰度与肠内和肠外的疾病明显存在着关联性。

2023年《FEMS微生物学评论》(*FEMS Microbiology Reviews*)双月刊上，有篇题名为《活泼瘤胃球菌：人类健康的朋友还是敌人》(*Ruminococcus gnavus: friend or foe for human health*)的英国学者发表的文章，描述了该菌的生物学特性，以及影响其在胃肠道定植的因素，并讨论它在宿主健康和疾病中的作用，现将重点列举如下：

• 活泼瘤胃球菌是健康人体肠道菌群的一部分，在生命早期就普遍存在，乃是婴儿肠道中的主要物种，其水平与双歧杆菌属（*Bifidobacterium*）一样高，可能在启动与婴儿正常体重增加速度和体重状态相关的肠道菌群中发挥作用。

• 活泼瘤胃球菌会产生一系列碳水化合物活性酶，虽是被视为黏液降解细菌之一，但不会把黏液降解到肠道屏障受损的程度。

• 相反，有些菌株能促进黏蛋白分泌，它们定植在远离上皮细胞的黏蛋白聚糖表位，乃是黏蛋白聚糖觅食者而非黏液降解者。

• 活泼瘤胃球菌增加与克罗恩病、活跃期炎症性肠病、脊椎关节炎、儿童哮喘、婴儿湿疹和系统性红斑狼疮等相关。它们与不同健康情况的关联，可能由于其存在菌株特异性和生态位特异性。

• 活泼瘤胃球菌涉及各种肠内肠外疾病，可能与色氨酸、短链脂肪酸、促炎或抗炎荚膜多糖和次级胆汁酸等分子的产生有关，但其因果关系仍有待进一步阐明。

按：拙作《养好肠道菌　身体才健康》里有篇“细菌的好与坏”，不妨找来参阅下。

狄氏副拟杆菌

如今随着对肠道微生物探讨的深入，还发现了更多有益于宿主健康的细菌，如狄氏副拟杆菌（*Parabacteroides distasonis*）就是其中之一。

狄氏副拟杆菌可以算是新一代益生菌的“潜力股”，这几年来中国学者发表过数篇相关的研究：

- 中国科学院微生物所登在期刊《细胞报道》（*Cell Reports*）上的文章揭示：狄氏副拟杆菌通过转化胆汁酸，增加次级胆汁酸石胆酸和熊去氧胆酸，还能产生琥珀酸，改善了小鼠代谢综合征。
- 上海交通大学在《自然通讯》（*Nature Communications*）上发表的文章中指出：热量限制可引起肠道菌群重塑，狄氏副拟杆菌减少，使血液中的石胆酸和熊去氧胆酸等占比降低，而导致小鼠脂肪生热减少，并影响血糖稳态，促使节食结束后发生体重反弹。
- 中国药科大学（辽宁省）与南京中医药大学联名在《肠道》（*Gut*）上发表的研究则指出：类风湿性关节炎患者中，狄氏副拟杆菌丰度降低，且与疾病程度呈负相关，而其能通过产生特定的次级胆汁酸，发挥免疫调节作用，改善类风湿性关节炎。
- 四川大学与昆明医科大学联合在《自然通讯》（*Nature Communications*）上刊出的论文显示：肝纤维化病人的狄氏副拟杆菌降低，而在小鼠模型中补充该菌可缓解肝纤维化，并阐明了其中的分子机制。同时还发现雷公藤红素（Celastrol）*能促进狄氏副拟杆菌生长，增加胆汁酸排泄，改善小鼠肝纤维化。

除此之外，中国台湾辅仁大学与长庚大学的研究团队，也曾发掘了同样具有成为新一代益生菌潜力的戈氏副拟杆菌（*Parabacteroides goldsteinii*），可以显著改善小鼠慢性阻塞性肺疾病发展，恢复肺部正常功能。该论文刊登于2021年3月的国际期刊《肠道》（*Gut*）上。

注释

*雷公藤红素（Celastrol）萃取自植物雷公藤的根皮，具有多种生物活性物质，有抗类风湿关节炎、抗癌症新生血管的生成等作用。

共生的真菌

真菌（Fungi）是肠道菌群成员之一，新生儿呱呱落地时它们就在其体内了，只是过去较少被关注和研究。尽管真菌的鉴定方式难于细菌，现在人类身上也已分离出逾70个属，超过184种的真菌，其中酵母菌属（*Saccharomyces*）、马拉色菌属（*Malassezia*）和念珠菌属（*Candida*）都是优势菌群。

这几年来国内外的研究已表明，肠道真菌菌群协同肠道细菌菌群，可影响宿主健康和疾病的形成发展。2023年，美国科罗拉多大学（University of Colorado）大学在期刊《自然评论胃肠病学和肝病学》（*Nature Reviews Gastroenterology and Hepatology*）上就发表了一篇文章，综述肠道真菌特定成员参与肠道疾病的证据，包括炎症性肠病、结直肠癌和胰腺癌，并强调肠道真菌与肠道细菌和免疫系统相互作用的重要性，还探讨了肠道中真菌菌落的有益作用和治疗方法。现将相关要点列举如下，兹供参考：

• 肠道真菌是人体肠道微生物的正常成员，它们激活的免疫途径与细菌激活的免疫途径不同。

• 在炎症或癌症过程中肠道真菌种群会扩大，其正常定植生态位也会发生变化。

• 肠道真菌在炎症性肠病或肿瘤肠上皮组织中的定植，可激活免疫反应，加剧致病性炎症，抑制损伤修复途径和抗肿瘤免疫反应。

• 在体内平衡期间，一些真菌（包括念珠菌属真菌）会激活辅助性T17细胞（Th17）和产生抗体的浆细胞，从而防止肠道和全身感染。

• 肠道细菌通过产生抗真菌毒素和代谢物以及激活免疫途径限制真菌定植；广谱抗生素与肠道真菌定植增加有关，尤其是念珠菌定植。

• 肠道真菌产生广泛的次级代谢物，可以调节它们与宿主和肠道细菌的相互作用，影响肠内的稳态和疾病。

• 肠道真菌具有复杂的生命周期，其形态转变会影响黏附宿主组织的能力、肠道定植和毒素、代谢物的分泌。

• 肠道真菌的研究对象大多在念珠菌属，若能将研究范围扩大到其他常驻菌（如马拉色菌属）和环境菌（如酿酒酵母菌），更能加深理解肠道真菌的作用。

大多数微生物群研究向来集中在肠道细菌，由上可知，肠道真菌在健康和疾病中的重要性确实变得越来越明显了。

白念珠菌

白念珠菌（*Candida albicans*，又称白色假丝酵母）是通常存在于人体消化道和生殖道中的真菌，常见的鹅口疮或阴道炎即其杰作，向来给人负面印象。世间万物都是负阴而抱阳的，把与宿主共生的微生物硬是分成好和坏两类，其实并不准确。

白念珠菌虽会造成局部或严重性全身感染，但也是辅助性T17细胞（Th17）的调节者，在微生态平衡下可诱导其保护宿主免受有害菌，如艰难梭菌（*Clostridium difficile*）等的侵害。

2023年8月的《微生物学趋势》（*Trends in Microbiology*）上有篇美国范德比尔特大学（Vanderbilt University）题名为《念珠菌与细菌的跨界相互作用》（*Candida-Bacterial cross-kingdom interactions*）的文章，就综述了白念珠菌与其生态位中的细菌相互作用的研究，内容重点如下：

- 白念珠菌的共生或发病机制受到肠道微生物群落的影响。
- 抗生素治疗与发炎性疾病对黏膜屏障和细菌群落的破坏，可以启动或增强白念珠菌的发病机制。
- 白念珠菌的胃肠道定植，对于塑造宿主对感染的免疫反应至关重要。
- 白念珠菌与细菌之间的拮抗和协同作用，会影响其他病原体（如新型冠状病毒感染、肺炎克雷伯菌、幽门螺杆菌和金黄色葡萄球菌等）的致病性。

• 对白念珠菌与肠道细菌相互作用的研究，或有益于治疗真菌感染的新型抗毒化合物。

白念珠菌作为良性共生体和侵入性病原体存在的分子机制，一直是个研究热点。本篇介绍的白念珠菌与细菌的相互作用，包括其对健康的肠道菌群结构、宿主免疫反应、微生物发病机制的影响，以及菌群失调如何导致白念珠菌感染等，让人了解到真菌和细菌二者之间在体内的依存关系。

视力与肠道细菌

肠道细菌对身体的影响是无远弗届的，甚至连“高高在上”的眼睛健康都与它们有关。肠-脑轴线（Gut-Brain axis）早被确认，而视网膜属于中枢神经系统的一部分，里面装满了神经细胞，显然肠-眼轴线（Gut-Eye axis）也是存在的。啮齿动物的研究已表明，肠道菌群失调可能在许多眼科疾病的发生和恶化中发挥作用。

概而言之，肠道菌群失调可通过影响肠道屏障通透性而引发外周慢性炎症、细菌抗原暴露以及细菌代谢产物含量异常等参与眼部疾病的进展。

在2022年9月《视网膜和眼科研究进展》（*Progress in Retinal and Eye Research*）上就有瑞士伯尔尼大学（University of Bern）发表的综述文章，题名为《肠道微生物在眼部疾病中的作用》，重点如下：

• 肠道微生物受年龄、饮食和药物等影响，并在多种眼部疾病的发生发展中起到关键作用。

• 饮食通过改变肠道微生物和代谢物，调节机体免疫系统与补体系统，影响了老年性黄斑变性的进程。

• 肠道微生物及其代谢物——氧化三甲胺（Trimethylamine *N*-oxide），参与了视网膜动脉阻塞的发展。

• 肠道微生物借由调节内分泌系统及类固醇水平，影响中心性浆液性脉络膜视网膜病变。

- 短链脂肪酸和脂多糖等肠道微生物代谢物，会经由肠道免疫系统影响葡萄膜炎。
- 肠道微生物及其代谢产物，或可作为眼部疾病治疗的新选择。

肠道细菌在眼部疾病中能发挥显著作用，通过饮食和微生态制剂等方式调整肠道微生物群，应会成为防治眼部疾病的有效方案，而迄今也已有几项益生菌的研究结果给眼部疾病患者带来了希望。

2023年美国微生物学会的年会上，美国贝勒医学院（Baylor College of Medicine）就指出，上市的益生菌——罗伊氏乳杆菌（*Lactobacillus reuteri*），可改善干眼症老鼠的眼部健康，即是一个例子。

肠道细菌与睡眠

俗话说“不求仙方觅睡方”，人生有三分之一的时间是在睡觉，睡眠对健康的重要性不言而喻。美国心脏协会（American Heart Association）在2023年大会上公布的研究报告指出，睡眠品质对总死亡率和心血管事件死亡率都有影响，并与预期寿命的长短有关。

我们现在多少已知，肠道微生物群具有调节大脑和行为方面的作用，睡眠自也不例外。2021年，爱尔兰国立科克大学（University College Cork）在期刊《分子医学趋势》（*Trends in Molecular Medicine*）上发表了《微生物群与睡眠：唤醒直觉》（*Microbiota and sleep: awakening the gut feeling*）一文，探讨菌群–肠–脑轴线是如何直接和间接地影响睡眠的，其内容重点如下所列：

• 环境和生活方式因素通过菌群–肠–脑轴线影响睡眠；睡眠也可反过来影响肠道细菌。

• 微生物代谢物、血清素系统（Serotonergic system）、迷走神经和免疫反应等途径，参与菌群–肠–脑轴线对睡眠的调控。

• 使用抗生素清除肠道菌群会减少血清素产生，并影响血–脑屏障通透性，导致睡眠质量下降。

• 一些睡眠障碍以及引发睡眠问题的其他疾病中，都存在肠道菌群组成的变化。

• 可通过益生菌和益生元制品，以及粪菌移植干预改变肠道菌群，从而提升睡眠质量。

这篇论述总结了睡眠与微生物相互作用可能的分子机制，并讨论了各种因素如何与肠道微生物群互动以影响睡眠。

毋庸置疑，肠道菌群与睡眠的关系还涉及饮食。2021年，美国《营养年度回顾》（*Annual Review of Nutrition*）年刊上有美国哥伦比亚大学的相关评论文章即提到，饮食可通过影响褪黑素（可见本书“褪黑素”一文）及其从色氨酸开始的生物合成过程改善睡眠品质。我们应该明确，色氨酸若没有经过肠道细菌代谢这关，产不了血清素（学名5-羟色胺），无血清素就转化不成褪黑素，三者是环环相扣的。

按：拙作《养好肠道菌　身体才健康》里有篇“一夜好眠”，可找来与本文共读。

益生菌的“地雷”

这十几年来益生菌产品风风光光，世人也议论纷纷。其实益生菌最该关注的乃是安全性问题。

我们相信益生菌产品在上市前，除了要符合相关法规外，对菌株都已进行安全性评估，包括通过细胞毒性、溶血活性、黏蛋白降解、生物胺、血小板聚集和致突变性等的检验——但是否测试过其是否含有可移动的抗生素耐药基因呢？因其涉及不能轻视的公共卫生课题，益生菌安全性检测的重中之重应在这里！

2023年，匈牙利学者在《欧洲监测》（*Eurosurveillance*）上发表了一篇题名为《1901—2022年常用益生菌中的抗生素耐药基因勘察》的论文，研究分析了12种常见的益生菌，结果证实其大都含有相当数量的抗生素耐药基因（Antibiotic resistance genes，ARG），并且其中许多抗生素耐药基因是可移动的（请看本书中“抗生素耐药基因”）。这就意味着具有可移动的抗生素耐药基因的细菌，或许会将其抗生素耐药基因转移给肠道的任何细菌，导致肠道菌群抗生素耐药性（Antimicrobial resistance，AMR）的出现和传播。

抗生素耐药性阻碍和威胁到了传染病的治疗，这亦即益生菌产品隐埋的“地雷”！联合国的抗微生物药物耐药性问题机构间协调小组*就估算过：目前全世界每年大约有70万人死于抗生素耐药性相关问题，而预计到2050年数字将会上升到1000万人。

由于人类和动物过度使用抗生素与抗生素耐药性的升高明显相关，世界卫生组织（WHO）早在二十几年前就在呼吁避免过度使用抗生素干预了，而今看起来成效并不显著。

注释

*联合国的抗微生物药物耐药性问题机构间协调小组于2017年3月成立，目标是为确保长期和有效应对抗微生物药物耐药性的全球行动提供实际指导，并就"抗微生物药物耐药性全球行动计划"加强协调。

抗生素耐药基因

谈抗生素耐药基因这个话题，可是永远不会过时的，因为它们一直是威胁人类健康的关键因素。

抗生素耐药基因存在于自然界中，传播载体多元，甚至包括迁徙的候鸟和空气中的细颗粒物（PM2.5等）在内，而我们的胃肠道又是一个开放的生态系统，可直接或间接从外部环境如食物、水、土壤和动物中获取微生物，故肠道菌群耐药基因具有一定的丰度和多样性，一点儿也不奇怪。

不过，并非所有的抗生素耐药基因都会危害健康。根据专家研究发现，在肠道共生细菌中普遍存在的耐药基因，大多数是不由任何可移动遗传元件（MGE）*携带的，而可移动的抗生素耐药基因，则是大都富集在ESKAPE病原菌**中，只有少数非致病菌株拥有高风险抗生素耐药基因。

照这样说来，时下广告充斥，市场火爆的益生菌产品是否也会带有抗生素耐药基因呢？

上一篇中已提过的《欧洲监测》（*Eurosurveillance*）里题名为《1901—2022年常用益生菌中的抗生素耐药基因勘察》的文章中匈牙利学者检测了12种常见益生菌的579个分离株，结果发现：

- 在169个分离株中查出抗生素耐药基因，只在干酪乳杆菌（1个分离株）和副干酪乳杆菌（33个分离株）中未检出。
- 在所有的动物双歧杆菌（65个分离株）中都检测到抗生素耐药基因。

• 有112个（66%）抗生素耐药基因阳性分离株中至少有一个基因可以接合质粒或整合性可移动遗传元件，显示其水平转移的风险。

• 在所有分离株中都未发现与噬菌体病毒相连接的抗生素耐药基因。

其实，当今若益生菌制剂不带抗生素耐药基因，那才是天大的新闻呢！不过看了这项研究后，消费者或许多少会更安心一些吧！

注释

*可移动遗传元件（Mobile genetic elements，MGE）是指能在基因组内转移的一类脱氧核糖核酸（DNA），主要包括质粒（Plasmid）、转座子（Transposable element）和噬菌体等。

**ESKAPE病原菌：这六个英文字母大写分别指的是屎肠球菌、金黄色葡萄球菌、肺炎克雷伯菌、鲍氏不动杆菌、铜绿假单胞菌和肠杆菌属。

术后感染

所谓“术后感染”，简单地讲，即在手术过程完成后数天，身体所出现的感染。这种感染的发生概率甚至可能高达5%。现代医院虽对感染管控措施严肃看待、贯彻落实，但术后感染还是很难避免，原因不一而足，其中个别病患肠道内的微生物，也是重要的风险因素。

2023年《细胞报道》（*Cell Reports*）上有篇德国尤利乌斯–马克西米利安–维尔茨堡大学（Julius-Maximilians-Universität Würzburg）和瑞士伯尔尼大学（University of Bern）合作的论文，该文作者团队分析了近4000名在接受大型手术后出现感染的患者情况，结果发现几乎所有患者感染的病原体，都是人体肠道里常见的细菌，例如肠球菌、大肠埃希菌（即大肠杆菌）、梭状芽孢杆菌等。它们似乎在手术后突破了肠道屏障，进而通过血液扩散到全身。

他们观察到：感染常发生在肝脏、胰腺和胆管手术后，以及小肠和大肠手术期间，并且接受肝脏大部分切除手术的患者尤其容易感染，这大大阻碍了其愈合的进程。

科研小组针对术后未出现感染的患者展开调查，发现肝脏中一种被称为先天淋巴细胞的免疫细胞ILC3s*，在控制感染过程中发挥重要作用。如果肠道细菌经血液进入肝脏，这些固有淋巴细胞就会被激活，并释放特殊的信使物质白细胞介素–22（Interleukin-22，IL-22），以诱导肝细胞产生抗菌肽，限制了细菌向全身的蔓延。

该团队认为，或许可通过增强相关免疫机制预防术后感染，先天淋巴细胞ILC3s有希望成为将来治疗肠源性感染的新靶点。

注释

*先天淋巴细胞ILC3s：先天淋巴细胞（Innate lymphoid cells，ILC）是固有免疫细胞，乃是一类不同于T细胞和B细胞的淋巴细胞亚群，依据功能可分成ILC1s、ILC2s和ILC3s，主要位于黏膜组织。ILC3s可通过产生IL–22，促进上皮细胞增殖和修复，从而在肠道和皮肤等黏膜组织的稳态维持方面发挥关键作用。

甲型免疫球蛋白

人们现已知肠道是身体主要的免疫器官，免疫系统既要阻挡和消灭病原入侵，又要识别和保留肠内正常菌群，借以维持动态平衡，如此重责大任是怎样做到的呢?

近几年来，在国际权威杂志如《细胞》(*Cell*)、《科学》(*Science*)和《自然》(*Nature*)等主刊或子刊上发表的研究，都确认了甲型免疫球蛋白或称免疫球蛋白A(IgA)抗体，就是帮助共生细菌定居在肠道与保持物种多样性的关键，也为抵御外来病原体的一道防线。

这个题目，我在拙作《养好肠道菌 身体才健康》里已有所着墨了。本篇要再强调的乃是：如今已证实甲型免疫球蛋白可直接结合肠道中的细菌，在控制肠道菌群组成和功能上具有重要的作用。

甲型免疫球蛋白以多种方式来影响细菌的适应度，例如改变细菌基因的表达、限制细菌的运动能力、阻碍细菌对碳源的营养吸收，以及帮助细菌抵抗胆汁酸毒素或噬菌体等，从而调节宿主与细菌之间的相互影响。

基因序列分析表明，甲型免疫球蛋白在所有类别的哺乳动物和鸟类中都存在。人类体内每天产生的甲型免疫球蛋白，较诸所有其他抗体的总和还要多(约占抗体总表达量的75%)，其含量高低与疾病的发生发展有着密切关联。

若甲型免疫球蛋白处在低水平，就会增加过敏、感染和自身免疫性疾病的风险，这也意味着肠内微生态失调。不过，“低水平”和“缺乏”两者概念不一样。若是缺乏或将会让共生微生物无法在宿主肠内长久栖居，导致肠道菌群结构完全崩盘。如甲型免疫球蛋白处于高水平，则通常身体会出现慢性感染或炎症性疾病的症状——IgA肾病*就是个例子了。

我们都知道，诸如充足睡眠、适度运动和压力管理等日常行为能保护身体健康，使人不易动辄得病。原因之一就是这些做法都会使一个人的甲型免疫球蛋白分泌正常，有利于建立并维持肠道菌群的稳态。

注释

*IgA肾病是一种自身免疫性肾脏疾病，系由负责对付感染的甲型免疫球蛋白抗体在肾脏中积聚所引发，乃是一种最常见的肾丝球肾炎，它会影响肾脏过滤血液的能力，而身体上有许多疾病也都与IgA肾病有关。

细菌外膜囊泡

上海交通大学2023年在期刊《科学进展》（*Science Advances*）上发表的一篇论文表明，嗜黏蛋白阿克曼菌（*Akkermansia muciniphila*）来源的外膜囊泡（Outer membrane vesicles，OMVs）可以通过转移到派尔集合淋巴结（Peyer patch），而激活B细胞和树突状细胞，引发免疫球蛋白的反应；通过进入肠上皮细胞刺激紧密连接和黏液的表达，维持肠道屏障的完整性；通过调节肠道菌群结构，增强大肠癌免疫疗法的效应。

关于嗜黏蛋白阿克曼菌，可翻看本书“肠道细菌的明日之星”一文。那么外膜囊泡又是什么呢？此乃所有的革兰氏阴性杆菌以及部分的革兰氏阳性杆菌在其生命活动中不断释放出来的纳米级颗粒。

外膜囊泡是二十世纪六十年代，印度科学家在研究霍乱弧菌细胞壁结构时发现的，其含有多种母体细菌衍生的组分，包括核酸、蛋白质、脂质、脂多糖、酶和肽聚糖，特别是富集黏附素和毒素等毒力因子。

由于肠道上皮屏障的存在，细菌并不易直接与宿主相互作用，细菌的外膜囊泡顺理成章就成为肠道细菌和宿主之间沟通的重要信使了。如上所述，它们可含有大量生物活性分子，在生理和病理上对宿主有很大的影响。

正如上海交通大学那篇论文指出的，嗜黏蛋白阿克曼菌的外膜囊泡在免疫调节以及肠道菌群的建立与平衡中起到重要作用。不过，由于外膜囊泡是细菌毒力因子的天然载体，所以与致病机制也密切相关。

例如比利时根特大学（Ghent University）登在《胞外囊泡杂志》（*Journal*

of Extracellular Vesicles）上的论文，就阐述了幽门螺杆菌产生的外膜囊泡，通过脑内补体信号通路，调控神经胶质细胞和神经元的生理功能，并加速了阿尔茨海默病。

外膜囊泡是从细菌上“跑”出来的，虽无复制能力，却拥有与细菌相似的生物学功能，其可控性和安全性都更高，故可经过生物工程改造或脱毒处理，应用在生物医学，如肿瘤治疗和抗感染疫苗等的开发上。

漫谈工程菌

针对脱氧核糖核酸（DNA）的遗传工程，乃风起于二十世纪七十年代初。所谓的“工程菌”（Engineering bacteria），说直白一点，即人造细菌。乍听之下，或许你心里会觉得有点毛毛的——它们是利用基因编辑技术改造出来的人造细菌。

工程菌的专业解释就是：将外源目的基因导入细菌体内使其表达，以产生所需要的蛋白质的细菌。经典的例子如：将人类的胰岛素基因克隆到大肠埃希菌细胞里，借其繁殖快速的特性，制造出大量的胰岛素，以供医疗使用。

这些转基因的工程菌，在各个生产业界都有用武之地，近几年来已被广泛应用于医药、食品、能源、化工、农业以及污水处理等领域，无可否认，对造福全球人类确实有很大的贡献！

但工程菌能像益生菌一样，直接送到我们的肚子里吗？事实上改造共生菌，使之展现治病效果的活菌疗法，随着人体微生物与疾病发展的研究变得越来越重要，近几年来所受到的关注只多不少，工程菌可正被视作一种活体药物在研究呢！

尽管从现已发表的中外论文中可窥知一二——动物实验结果表明，摄取定制化的工程菌后疗效是显著的，例如改善肥胖，帮助治疗糖尿病、帕金森病、苯丙酮尿症、高尿酸血症，治疗炎症性肠病以及增强抗肿瘤免疫等。然而，我们尚无法评估口服此类细菌，对微观生态和人类健康的长远影响。

所以，医疗用的活体工程菌应该是一方面能够对抗生素敏感，另一方面需经考察其携带的脱氧核糖核酸不会产生“基因漂移”*。因为若对抗生素敏感，有必要时就可借由抗生素终止工程菌治疗；工程菌携带的脱氧核糖核酸不能自由流动，则可避免它们向不同类型的细菌转移，以防其导致周围环境中微生物也含有人工基因而带来不可预料的后果。

今天随着合成生物学的崛起和进展，这种理想化的工程菌，或许迟早会诞生吧！

注释

*基因漂移（Gene flow）就是指某种基因有可能失控、随意流动，从而转移到不同种属的生物体上，在这个过程中会引起宿主细胞的基因变异。若无法控制其变异的方向，或将给人类和生态环境带来难料的恶果。

人体微生物的迷思

二十一世纪伊始，肠道细菌研究呈指数级增长，俨然成为一大热点，全球科学家也为之疯狂！现在每年都有上千篇相关的论文发表。但在过去二十年的快速进展中，难免会存在一些炒作和错误信息，2023年期刊《自然微生物学》(*Nature Microbiology*)上有篇英国学者的文章，《人体微生物的神话和误解》，就值得大家参考。

该文指出在人体微生物文献中普遍存在，却缺乏证据支持的观点，并概述了其中不准确之处。兹将内容摘要如下：

- 人体微生物的研究并非是一个新领域，早在十九世纪末就已有出色的成绩，只能说是如今步伐大大加快罢了。
- 我们常见到的数字，如每克粪便中有1×10^{12}个细菌细胞、人体微生物群总重1～2千克，以及人体微生物群数量与人类细胞数量的比例是10∶1等，都不太可能是真的，较正确的估计是：每克湿重粪便中含有1×10^{10}～1×10^{11}个细菌细胞；人体微生物群总重可能小于500克；人体微生物群数量和人类细胞数量的比例会因人而异，可能更接近1∶1。
- 有一些微生物直接从母亲转移到婴儿。肠道微生物群种类的扩张，主要发生在出生后最初几年。每个成年人最终都会拥有独特的微生物群组合。
- 由于个体的差异性，大部分疾病并非是由病理生物体（Pathobiome）引起的。微生物及其代谢物既不是好的也不是坏的，它们只是存在，要对宿主造成影响，在很大程度上取决于其具体背景。

• 厚壁菌与拟杆菌的比例与肥胖没有确切的直接关系。肥胖者的消化道微生物体并没明显的共同特征。这反映了在非常广泛的分类学水平上（例如门）检测微生物群的基因序列概况的无益性。

• 不同微生物之间的功能并不相似。有些功能在不同的人体微生物群中得以维持（如产生短链脂肪酸），而有些仅能由少数微生物执行（如消化抗性淀粉）。

• 基因测序的方法虽为微生物研究带来变革，但没有一种方法是完美的，所有方法都在某种程度上存在偏差。

• 微生物群中有相当大比例的细菌和古菌已经可以被培养。只要条件合适，人类体内的大多数微生物是可培养的。早在二十世纪七十年代，科学家就确定微生物的可培养性了。

中

隐“肠”的危机

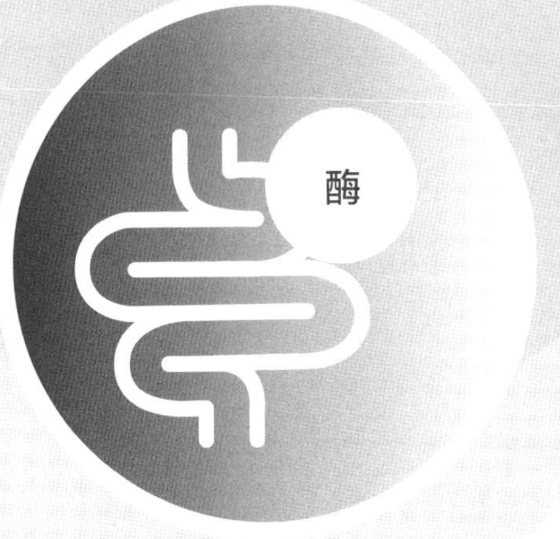

肠道屏障与慢性病

我一向对肠道屏障这个课题情有独钟，在过去不管是讲课或写书大都会提及，因为肠道屏障保护了宿主免受肠内和外来的微生物、食物抗原和各种毒素等的侵害，是阻挡病魔登堂入室的健康守护者。

2022年，台湾成功大学在期刊《内分泌病学和代谢病学趋势》（*Trends in Endocrinology and Metabolism*）上发表了一篇题名为《肠道屏障破坏与慢性疾病》的综述文章，他们回顾分析了过去的相关文献后作出如下结论：

• 肠道屏障的慢性侵蚀，可导致微生物及其成分进入体内，从而产生全身性低度炎症。

• 肠道屏障功能障碍可引起肠道细菌感染，并与炎症性肠病和乳糜泻等有关。

• 肠道通透性升高（即肠漏）可促进自身免疫性疾病的发生和发展。

• 低膳食纤维饮食、高脂饮食和过量摄入食品添加剂都会破坏肠道的屏障，提高患2型糖尿病、肥胖、非酒精性脂肪肝和心血管疾病等的风险。

• 药物、酒精、精神压力、睡眠不足、生理时钟紊乱和缺乏锻炼等都会影响肠道屏障的完整性。

• 肠道通透性升高或许是机体衰老的先导事件。

• 膳食纤维、益生菌、禁食、模拟禁食饮食（FMD）*以及减少抗生素使用等，都有助于对肠道屏障的维护。

本文再次表明了肠漏和菌群失调能促进与代谢和自身免疫相关的疾病与衰老的发生发展。

注释

*模拟禁食饮食（Fasting mimicking diet，FMD）或称为“仿断食”。这是由美国南加利福尼亚大学享有盛誉的隆戈教授（Valter Longo）率先提出的，以5天为一个周期的低热量饮食方法。2021年他的团队在《自然：新陈代谢》（*Nature Metabolism*）上发表的研究表明，模拟禁食饮食能够抵消长期高脂肪、高热量饮食导致的不利影响，文章强调该方法可减少脂肪积累、恢复心脏功能，有利于不良饮食者的健康和延长寿命。

肠漏与大脑疾病

我们知道，肠道屏障在其管腔层面与肠道微生物群密切接触，在其组织层面则与肠神经元和神经胶质细胞紧密连接。

2022年，意大利比萨大学（University of Pisa）在《柳叶刀：胃肠病学和肝脏病学》（*The Lancet Gastroenterology & Hepatology*）发表的一篇题名为《中枢神经系统紊乱下的肠道屏障》的论述，确认了肠道屏障功能障碍，可促进中枢神经系统疾病的发展。

他们回顾了当时的文献，那些研究支持肠道屏障功能障碍存在于神经系统、神经发育和精神疾病中的观点；接着讨论到肠道屏障功能障碍和中枢神经系统疾病之间可能存在联系的机制，以及通过操纵肠道菌群及其代谢物，调节肠道屏障功能在疾病防治中的应用前景，现将内文大意汇整如下：

• 肠道屏障主要由黏液层、上皮屏障和肠道血管屏障组成，通过促进营养吸收和防止病原体进入，在健康和疾病中发挥着至关重要的作用。

• 肠道屏障功能受损及肠道通透性增加，与认知障碍、帕金森病、阿尔茨海默病、多发性硬化症、抑郁症和孤独症（自闭症）等中枢疾病有关。

• 有临床和动物证据表明，肠道屏障受损会导致细菌与其致病性代谢产物、中枢神经相关病理蛋白等进入血液，或激活炎症反应，甚至扩散到大脑，引发中枢神经系统的病变。

• 通过益生菌、益生元、菌群有益代谢物等改善肠道屏障完整性，有助于相关中枢神经疾病的防治。

医学上对于肠漏有所谓的“多器官功能障碍综合征（Multiple organ dysfunction syndrome，MODS）的始动器或放大器”的说法。微肠漏会引起全身性的炎症反应，而炎症已是公认的慢性病幕后推手，故肠漏是与许多疾病有所牵连的，就算位居中枢“高高在上”的大脑也不能幸免！

肠漏是细胞层面的变化，感觉不出，不痛不痒，易被轻视。本文提醒定期做健康检查的人，可别忘了测试下是否有肠漏现象，因为一些不好搞定的疾病，可能源头就在这里哦！

阿尔茨海默病

阿尔茨海默病是最常见的一种痴呆症，当今患者数逐年上升，显然在发病中环境因素比遗传因素更值得探讨，而与我们共生的微生物就属于关系重大的环境因素。

有研究指出，口腔里的牙龈卟啉单胞菌（*Porphyromonas gingivalis*）和胃中的幽门螺杆菌（*Helicobacter pylori*）或可促进阿尔茨海默病，遑论是数量难估的肠道细菌了，有更多的证据显示其在病程中所扮演的正、反两面角色。

其实，依我们对肠道细菌影响大脑功能和行为，以及其在帕金森病、抑郁症和孤独症（自闭症）的发病机制等方面的相关研究推断，阿尔茨海默病也可能是由肠道开始的，并且与菌群失调有着密切关联。

我们知道阿尔茨海默病的主要分子特征，就是患者大脑中的β–淀粉样蛋白（β-Amyloid protein）斑块，以及神经元内神经原纤维缠结的形成。2023年浙江大学登在《肠道微生物》（*Gut Microbes*）上的一项研究提到，他们在老鼠和人类的整个肠道中检测到高水平的β–淀粉样蛋白，并验证了肠道来源的β–淀粉样蛋白通过血液循环而非迷走神经进入大脑，乃是大脑中β–淀粉样蛋白的重要来源，肠道细菌还可进一步上调肠内β–淀粉样蛋白的产生，从而促成疾病的发生。

阿尔茨海默病成因复杂，有好几种假说，肠源性淀粉样蛋白说即其中之一，尽管每种假说都有证据支持，不过最能直指核心问题的或即这个假设学说了。

尽管阿尔茨海默病目前无药可治，但诸多动物或人群实验都显示了益生菌以及粪菌移植等干预策略可缓解症状，而这是本来就可预期的结果。此外，黄酮类化合物中，已知黄芩素（Baicalein）和水飞蓟素（请见本书“水飞蓟素”一文）通过调节肠道菌群，也都能展现出有益的效应。

诚如美国享有盛誉的功能医学大师马克·海曼（Mark Hyman）所说的：“修复大脑最有用的方法就是修复肠道！”我深信任何神经退行性疾病的防治，只要从肠道微生物的角度切入，假以时日一定能找到解方！

精神分裂症

大家通常把神经错乱、精神失常者称作“疯子”，换个医学用词来说，那就是患有精神分裂症的人。

精神病学家将“思维障碍”（Thought disorder）视为精神分裂症的重要标志，故该病亦名“思维失调症”，其可说是在所有精神疾病中，成因和症状最为复杂的一种，患者特征即语言混乱、行为异常。

早在十九世纪初，法国精神病学家菲利普·皮内尔（Philippe Pinel）就指出，精神错乱的主要问题在于胃和肠道区域。正如阿尔茨海默病等神经退行性疾病一样，神经发育障碍疾病也是跟肠道细菌有关的，只是比起对孤独症（自闭症）等的研究，精神分裂症显然较乏人问津，文献并不多见。

曾有动物实验证明，给抗生素处理的老鼠移植精神分裂症患者的粪菌，它们会表现出精神运动亢进和认知损伤等的症状。

中外研究都不约而同地表明，精神分裂症患者的肠道细菌多样性显著降低，菌群组成也发生了明显的变化：链球菌属（*Streptococcus*）、乳杆菌属（*Lactobacillus*）和埃格特菌属（*Eggerthella*）的相对丰度变高，而产生丁酸的粪杆菌属（*Faecalibacterium*）、粪球菌属（*Coprococcus*）则变低了，尤其是所有增加的菌属，均与更严重的疾病症状相关。

总的来说，即精神分裂症患者产生抗炎性短链脂肪酸的细菌属减少，而促炎性细菌属增加了。尽管这种现象与精神疾病之间的因果性，还需要更深入的探究，但我坚信洞悉肠道细菌在精神分裂症中的作用，会有益于找到新的治疗途径。

当下微生态调节剂被用来改善精神健康状况已行之有年，特别是具有针对性的所谓“精神益生菌”（Psychobiotics），大都有很好的疗效表现。在此，我们引颈期待着一款专攻精神分裂症的益生菌制剂早日问世，造福病患。

帕金森病

肠道菌群可以影响各种神经系统的功能，诸如认知能力、学习状态、记忆力和行为活动。当今，神经退行性疾病中发病率仅次于阿尔茨海默病的，非帕金森病莫属了。

拙作《养好肠道菌　身体才健康》中陈述过帕金森病。如今，依据中外持续研究的结果，我认为肠道细菌与其的关联中，有以下几点是可以确定的：

- 德国汉堡大学神经病理学家海科·布拉克（Heiko Braak）在2003年提出的著名假说，认为帕金森病起源于消化系统的肠道是能成立的。
- 帕金森病患者肠道菌群失调，罗斯拜瑞氏菌属（*Roseburia*）、布劳特氏菌属（*Blautia*）、普拉梭菌（*Faecalibacterium*）、毛螺菌属（*Lachnospira*）和普雷沃菌属（*Prevotella*）减少；双歧杆菌属（*Bifidobacterium*）、乳杆菌属（*Lactobacillus*）、阿克曼菌属（*Akkermansia*）增加。
- 帕金森病患者的粪便中的短链脂肪酸减少，血浆中的短链脂肪酸反而增加，两者含量均与病人运动和认知功能，以及肠道菌群的特定变化呈正相关。

令人不解的是：上述增加的阿克曼菌属等和短链脂肪酸，不都是有益于健康的吗？怎么一下摇身变为帕金森病的推手了？——这应该是与肠道菌群失调及肠漏有关的，在身体内部应多的变少了，该少的却变多了。世界万物正如道家所谓的“负阴而抱阳”，对肠道细菌和其代谢物若能作如是观，或许就不会有啥纠结了。

目前一线药物并无法逆转帕金森病，常用药左旋多巴（Levodopa）不但会遭到肠道细菌分解而影响疗效，致使出现“不自主动作”的症状，同时还会被生孢梭菌（*Clostridium sporogenes*）转化为抑制肠道蠕动的代谢产物。

由于帕金森病的发生与消化道的生理生化活动关系密切，用以肠道细菌为导向的微生态疗法辅助常规治疗，是绝对行得通的，事实上也已有临床证明其对病情改善有用！

孤独症（自闭症）

孤独症又称自闭症，是一种严重的神经发育障碍，其主要特征是社交沟通缺陷、兴趣范围狭窄、重复刻板行为以及肠道不适症状（患者经常便秘、腹泻、腹痛或胀气）。其全球发病率逐年升高，特别是在发达的国家，显然主要病因在于环境而非遗传。

由于肠–脑轴线的存在，大脑疾病都与肠道有一定程度的关联。孤独症和肠道关系的一个基本机制就是：患者肠道通透性的增加，导致细菌产物和毒素进入血液而影响了大脑功能。要知道，肠漏的源头就在于菌群失调！

诸多研究已表明，肠道细菌在孤独症的发生与发展过程中扮演重要角色。孤独症者的肠内细菌构成与健康的人完全不一样，今将患者肠道细菌的消长汇整如下：

- 减少的细菌有双歧杆菌属、小杆菌属（*Dialister*）、普雷沃菌属（*Prevotella*）、韦荣球菌属（*Veillonella*）、布劳特氏菌属（*Blautia*）及苏黎世杆菌属（*Turicella*）。
- 增加的细菌有梭菌属（*Clostridium*）、乳杆菌属、拟杆菌属（*Bacteroides*）及脱硫弧菌属（*Desulfovibrio*）。

这几年已有很多的实验证实了，可由益生菌促进菌群平衡的微生态疗法来扭转病情。例如，以色列巴伊兰大学（Bar-Ilan University）和美国贝勒医学院的研究都指出，补充罗伊氏乳杆菌（*Lactobacillus reuteri*）可改善小鼠的社会行为缺陷。

又如，新加坡大学的研究显示，口服粪便布劳特氏菌（*Blautia stercoris*）* 可减轻小鼠的社交障碍，减少刻板行为和焦虑等。

毋庸置疑，在各种治疗孤独症的方法中，使用益生菌手段的结果是深具潜力的。

注释

*粪便布劳特氏菌（*Blautia stercoris*）现列于毛螺菌科（Lachnospiraceae）的布劳特氏菌属，含量与内脏脂肪呈负相关，能预防心血管疾病。

渐冻症（肌萎缩侧索硬化）

说到肌萎缩侧索硬化，别名渐冻症，总会让人想起物理学家史蒂芬·威廉·霍金（Stephen William Hawking）。这是一种由运动神经元损伤导致肌肉无法正常收缩和运动的渐进性致命疾病，病名在各国各不相同。

我们已知，肠道菌群可影响大脑疾病的发生和发展，不过迄今鲜见探讨此类患者病情与肠道细菌关系的文献。2021年美国伊利诺伊大学（University of Illinois）芝加哥分校，在期刊《肠道微生物》（*Gut Microbes*）上发表了一项题名为《渐冻症的异常肠神经肌肉系统与生态失调》的研究。

他们以人源SOD1G93A（家族性渐冻症中的基因突变）突变基因小鼠为模型，探索渐冻症进程与肠神经肌肉系统和肠道细菌的关联性，结果发现：

- 小鼠在发病前已出现肠传输减慢、平衡力和四肢握力减弱、肠平滑肌标志物表达改变等，跟肠道及脊髓神经元中致病性SOD1基因突变蛋白的聚集显著相关。
- 小鼠的菌群发生变化，且菌群失调发生在突变蛋白聚集及肠神经肌肉功能障碍之前。
- 若以丁酸盐或抗生素处理，可改善疾病表型及菌群失调。

其实2017年该校在期刊《临床治疗学》（*Clinical Therapeutic*）上即已发表过一篇题名为《利用靶向肠道菌群缓解渐冻症疾病的恶化》的论文，文中得出的结果与这篇大抵是一致的。

以色列著名的魏茨曼科学研究所，于2019年登在期刊《自然》(*Nature*)上的文章也指出，渐冻症的进展受到肠道细菌的调节，同样也发现了实验鼠肠道细菌的组成会在生病前改变。他们鉴定出11种细菌与该疾病有关，其中嗜黏蛋白阿克曼菌（*Akkermansia muciniphila*）可促进生成烟酰胺（Nicotinamide），即维生素B_3，来改善症状，延长生存期。

一般认为渐冻症的病因跟基因缺陷和环境因素相关，而肠道细菌就是一个动见观瞻的环境因素。由上可知，只要能更深入了解患者的肠道功能障碍和生态失调机制，就会有助于早期诊断与开发新的治疗方法，延长患者寿命。

肌肉减少症

肌肉减少症，是指伴随着年龄增加、机体老化，因肌肉质与量和强度的降低，而影响身体功能的一种疾病。有统计数据显示，在30岁以后，每一年肌肉会减少1%～2%，60岁以后，减少的速度就加快了。那么，肠道细菌与肌肉减少症也有关联吗?

这些年来，国内外研究已经证实，肠道细菌能通过产生代谢物质，诸如B族维生素、甜菜碱、色氨酸、短链脂肪酸和胆汁酸等，在决定肌肉结构和功能方面发挥相关作用，表明了肠–肌轴线（Gut-Muscle axis）的存在。

2021年，香港中文大学在《恶病质、肌肉减少症和肌肉杂志》（*Journal of Cachexia, Sarcopenia and Muscle*）上发表了一篇系统性综述，针对27项临床前研究及10项临床研究的结果进行总结。其中，有7项动物研究是关于益生菌、益生元和短链脂肪酸的，10项关于其他膳食补充剂、抗生素和运动等因素；在临床研究中，有4项为观察性研究，6项是围绕着益生菌、益生元、合生元、酸乳、热量限制和运动等对肌肉质量、功能以及肠道菌群的影响展开。

文中表明：在多项动物实验中，可观察到肠道菌群对肌肉表型的直接影响，且通过益生菌、益生元、短链脂肪酸等菌群干预手段，可增加肌肉量并改善肌肉功能，而在人体研究中也观察到了肠道菌群与肌肉的相关性。

迄今为止，由中国台湾辅仁大学与中国台湾体育大学合作，从泡菜中分离出的一株编号TWK10的植物乳杆菌（*Lactobacillus plantarum*），堪称是国际公认在通过肠-肌轴线改善老年人的运动表现、肌肉质量和活动能力上，最见成效的益生菌了，也获得了中国台湾健康食品认证标章。这对无药可治的肌肉减少症患者来说，可是一大福音啊！

系统性红斑狼疮

向来有“模仿者”之称的系统性红斑狼疮，因患者脸颊两侧会出现红斑，有时跨过鼻梁呈蝴蝶状，似狼的双颊而得名。

它是一种变化多端的自身免疫性疾病，会入侵全身各种器官组织，尤其是皮肤黏膜、肾脏和关节滑膜最容易遭殃。由于其临床症状非常广泛，乍看起来可像任何一种疾病，所以经常被误诊，很难在生病早期就被发现。

系统性红斑狼疮好发于20～40岁的女性，女性患者约是男性的10倍，病因现在依然不清楚，据推测，此病的发展应取决于遗传易感性和环境因素之间的复杂相互作用。事实上已有越来越多的证据表明，肠道细菌就是其中一个举足轻重的环境因素！

如今中外的研究均已发现，肠道菌群变化与系统性红斑狼疮有关，在那些研究中，患者的肠道细菌与健康对照组在菌种组成和功能分布上，都具有明显的差异。

例如，2019年美国纽约大学在期刊《免疫学的当前观点》（*Current Opinion in Immunology*）上的文章即指出：

- 红斑狼疮患者的肠道菌群组成具有显著变化，并表现出肠道屏障功能障碍。
- 红斑狼疮患者出现了特定的菌群失调特征，譬如活泼瘤胃球菌（可见本书“活泼瘤胃球菌”一文）丰度升高及相关的免疫应答紊乱。

• 菌群失调与系统性红斑狼疮疾病活动之间，可能存在着双向作用。

又如，2020年中国科学院登在期刊《关节炎和风湿病学》（*Arthritis and Rheumatology*）上的论文也揭示：

• 红斑狼疮患者的肠道菌群组成及功能，与健康对照组有明显不同，脆弱拟杆菌（*Bacteroides fragilis*）等特定菌种在患者中富集，在患者接受治疗后则减少。

• 红斑狼疮患者中富集的菌种，有部分来自口腔菌群，并且与口腔炎症密切相关。

• 患有系统性红斑狼疮的小鼠，其肠道菌群的变化与人类患者相似。

正如对付其他自身免疫性疾病一样，由肠道细菌的调控来治疗系统性红斑狼疮是有帮助的，譬如粪菌移植疗法就有其一定的效果。

银屑病

银屑病俗称牛皮癣。人们一般都把到处乱贴的小广告戏称作“牛皮癣”——这种形容还真是入木三分。银屑病确实是典型的顽疾，很难治愈！

银屑病是一种自身免疫性皮肤疾病，主要特征就是身上出现一块一块异常的皮肤，这些块状皮肤会发红、发痒和脱屑，在身体的任何部位都有可能发生。它具有遗传性，但无传染性，而且与多项并存症有关，包括肥胖、糖尿病、关节炎、非酒精性脂肪肝、心血管疾病和炎症性肠病。

已知肠–脑–皮轴线的存在（可参阅拙作《养好肠道菌　身体才健康》里的“肠–脑–皮轴线”一文），肠道菌群可以影响皮肤的健康，银屑病自不例外。银屑病患者和健康对照组之间肠道细菌的组成和功能潜力不同，亦经证实。

2023年期刊《细胞报道》（*Cell Reports*）上登了一项由德国和日本学者合作的动物研究，该研究发现实验鼠只有摄入膳食脂肪而非碳水化合物或蛋白质，才会加重银屑病，其内容重点如下：

- 高脂饮食通过刺激γδT细胞*产生白细胞介素–17（Interleukin-17，IL-17），并富集到脾脏和皮肤炎症部位，增强全身IL–17反应，加剧银屑病皮肤炎症。
- 高脂饮食改变肠道黏液屏障和菌群，促进银屑病皮肤炎症。
- 万古霉素治疗可改变肠道菌群，有效阻止高脂饮食激活的银屑病皮肤炎症，抑制全身IL-17反应，并导致嗜黏液细菌种类增加，例如嗜黏蛋白阿克曼菌（*Akkermansia muciniphila*）。

- 口服活的或热灭活的嗜黏蛋白阿克曼菌，可有效抑制高脂饮食促成的银屑病加重。

简而言之，银屑病皮肤炎症的增强与高脂饮食引起的肠道黏液层和微生物群组成的变化有关。

过去中国学者就有研究指出，西式饮食可能增加银屑病的易感性，这篇论文则具体揭示了其关键就在高脂食物，同时再次证明使用益生菌干预手段是可行的。

注释

*γδT细胞主要分布于肠道黏膜、皮肤及其他黏膜组织，其兼具先天免疫与后天免疫反应的特征与功能，乃是两大免疫反应之间执行沟通任务与担任桥梁角色的重要细胞，具有抗感染和抗肿瘤的作用。

过敏性鼻炎

过敏性鼻炎是一种鼻黏膜非感染性的慢性炎症疾病。肠道菌群与呼吸道的相互作用早被证明，益生菌常被用来治疗过敏性鼻炎，自是顺理成章的事了。

列举几篇近年来的相关研究如下，希望能令常为过敏性鼻炎烦恼者宽心。

例如，2020年韩国学者在期刊《营养》（*Nutrients*）上发表的一项多中心双盲实验，将95名过敏性鼻炎患者随机分为2组，其中47名每日摄入益生菌NVP-1703（内含长双歧杆菌和植物乳杆菌），48名则只吃安慰剂，连续干预4周。结果益生菌组患者的鼻炎控制评估测试分数，显著高于安慰剂组，并降低了粉尘螨特异性免疫球蛋白E（IgE）水平，升高了白细胞介素-10（Interleukin-10，IL-10）水平。

又如，2021年意大利学者同样登在《营养》（*Nutrients*）上的随机对照研究，招募250名过敏性鼻炎儿童，在常规治疗的基础上，150名口服益生菌（内含动物双歧杆菌亚种LactisBB12和屎肠球菌L3菌株），100名口服安慰剂，共预防性给药3个月。结果益生菌组患儿的鼻部症状评分得到显著降低，而安慰剂组却无明显变化，还发现益生菌可显著缓解鼻部症状，可减少抗组胺药物和局部皮质类固醇的使用。

再如，2023年中国学者在期刊《植物医学》（*Phytomedicine*）上发表了一项以益生菌、益生元和合生元为主的胃肠道微生物组补充剂（Gastrointestinal microbiome supplementation，GMS）治疗过敏性鼻炎的系统回顾和综述分析（共有53篇文献，受试者包括儿童、青少年和成年人）。

他们从疗效、安全性以及患者症状和生活质量等多方面，来评估GMS的干预效果，结果显示：

- GMS可缓解患者鼻部和眼部症状，譬如鼻炎、打喷嚏和眼部瘙痒等，但对于鼻塞症状无改善作用。
- GMS可缓解鼻黏膜肿胀方面的症状。
- GMS可降低患者血清中促炎细胞因子（Cytokine）、过敏原特异性免疫球蛋白E含量。
- GMS可显著改善患者的睡眠和情绪等日常生活质量。

我们由上述严谨的研究内容可知，过敏性鼻炎的微生态疗法显然是有效的！

慢性阻塞性肺疾病

慢性阻塞性肺疾病为排名全球第三的常见死亡原因，乃是一种呼吸道长期发炎，导致肺部气体无法通畅进出的疾病，可分成“慢性支气管炎”与“肺气肿”两类。患者的典型症状即咳、痰、喘，目前无药治愈，只能利用支气管扩张剂、祛痰剂、类固醇和抗生素等药物控制和缓解病情，这些年来基于对肠–肺轴线的认识，科学家们也意图从肠道细菌里寻求解方。现就列举几项国内外重要的研究结果，以飨读者：

• 通过大规模前瞻性人群队列的肠道菌群与慢性肺病的关系分析，发现前者是哮喘和慢性阻塞性肺疾病的重要危险因素，且独立于常规危险因素！

• 动物实验显示，戈氏副拟杆菌（*Parabacteroides goldsteinii*）能通过减少肠道炎症、增强大肠细胞线粒体和核糖体活性、恢复氨基酸代谢的异常，抑制肺部发炎，缓解病情。

• 结合体内外实验表明，呼吸道菌群如唾液乳杆菌（*Lactobacillus salivarius*）和口腔乳杆菌（*L. oris*）产生的吲哚–3–乙酸（Indole-3-acetic acid），可缓解该病中性粒细胞炎症，改善肺部功能。

• 在慢性阻塞性肺疾病动物模型中，补充短链脂肪酸——乙酸和丙酸——可以减少肺泡破坏和促炎细胞因子的产生。

• 粪菌移植能减轻该病的特征（炎症、肺泡破坏、肺功能受损与菌群组成改变），以及大肠组织病理和全身免疫变化。

• 在慢性阻塞性肺疾病中，微生物的葡萄糖和淀粉代谢能力下调，而抗性淀粉可减轻动物的炎症和肺气肿；菊粉则能减缓病人的症状和恶化程度。

由上即知，肠道菌群能影响慢性阻塞性肺疾病进展，亦可作为治疗的标靶，而微生态调节制剂就是支利箭，足以弥补主流医学的不足。

肠道菌群与胆汁酸

我们知道，胆汁酸是由肝脏中的胆固醇氧化而来，能帮助小肠吸收脂质和脂溶性维生素，另有约5%的胆汁酸会进入大肠，并在肠道内经菌群进一步代谢后，生成非结合胆汁酸及次级胆汁酸。

胆汁酸因其亲水亲油的特点而具有细胞毒性，所以胆汁酸可影响菌群组成和功能；反过来肠道菌群也能调节胆汁酸池大小和胆汁酸多样性。

再者，胆汁酸通过激活全身多种受体，调节机体的生理代谢反应，在脂质平衡、碳水化合物代谢、胰岛素敏感性和先天性免疫中发挥重要作用。

如今由于对肠道微生物的研究不断深入，让人们了解到更多的胆汁酸生物学作用。2022年，美国宾夕法尼亚大学在期刊《自然评论微生物学》（*Nature Reviews Microbiology*）上发表的一篇文章，就系统综述了宿主–肠道菌群的相互作用如何通过菌群影响胆汁酸池，以及胆汁酸又如何影响菌群组成，并对菌群–胆汁酸信号网络失调引发的疾病和其潜在治疗手段进行了探讨。兹将该文内容摘要如下，以飨读者：

• 肠道菌群参与初级胆汁酸向次级胆汁酸的转化和肠肝再循环，其组成、丰度和代谢活性都受到胆汁酸的影响。

• 抗生素使用等因素引起的菌群失调、体育锻炼对胃肠蠕动的影响、饮食成分中的胆固醇和纤维等因素都会影响菌群对胆汁酸的代谢。

• 菌群胆汁酸代谢失调与艰难梭菌感染、炎症性肠病、代谢综合征及肥胖、肝肠肿瘤的发生和发展有关。

• 通过粪菌移植或补充益生菌改善肠道菌群组成，或使用次级胆汁酸调节菌群的胆汁酸代谢，可能有益于上述疾病的防治和健康的维护。

2023年期刊《胃肠病学》（*Gastroenterology*）上的一篇来自美国约翰斯·霍普金斯大学（Johns Hopkins University）的类似文章，则更详细地介绍了肠道菌群的胆汁酸代谢产物调控机体的生理过程，并讨论了肠道菌群的胆汁酸代谢与多种疾病关联的背后机制。

高血压

高血压是心脑血管疾病最主要的危险因素，许多研究已证实其与肠道菌群失调大有关系。

如今已有更多的文献表明，肠道菌群及其代谢物参与宿主高血压的发生、发展和血压调控。兹整理近几年来相关的动物模型和人体研究结果，分享给大家：

• 通过粪菌移植实验可知，高血压实验鼠的肠道菌群能引起血压正常实验鼠的收缩压升高，而接受高血压患者粪菌的无菌实验鼠血压则变得更高。

• 高血压患者显著变化的菌群与收缩压、舒张压等临床指标相关，粪便中丁酸盐的含量也明显降低，较多的产丁酸细菌与较低的收缩压有关。

• 高血压患者的血清中，肠道脂肪酸结合蛋白（Intestinal fatty acid binding protein，IFABP）、脂多糖、辅助性T17细胞（Th17）增加，肠道上皮组织紧密连接蛋白质调节因子——解连蛋白（Zonulin）显著升高，提示高血压与肠道炎症和肠壁通透性改变有关。

• 膳食纤维的菌群代谢产物如乙酸盐、丙酸盐和丁酸盐等短链脂肪酸，可以增加抗炎免疫细胞，从而减缓高血压的进展。

• 肠道细菌介导了高盐饮食对高血压的影响，其中乳酸菌群是阻断高盐饮食促使血压升高的枢纽。双歧杆菌属和乳杆菌属的细菌都能通过产生血管紧张素转化酶抑制肽等调节血压。

众所周知，高血压防治的关键在于饮食，所谓“DASH饮食”*就是被公认可有效降低收缩压和舒张压的。除此之外，摄取含有双歧杆菌和乳杆菌的益生菌制剂或其发酵产品，也都能起到一定程度的改善作用。

注释

*DASH（Dietary approaches to stop hypertension）饮食直译即“通过饮食方式改善高血压”的饮食，是由美国国家卫生院于1997年发表的饮食方法：食物以含水果、蔬菜、低脂乳类、全谷物、鱼类、家禽、豆类和坚果为主，并减少食盐、糖类和红肉的摄取。

肠道菌群与胆固醇

胆固醇本身并无好坏之分，其广泛存在于全身各组织中，适量的胆固醇可帮助身体产生胆汁、维生素D和激素等，更是组成细胞膜的主要成分，但过了量就会伤害到心血管及相关器官。

2022年，韩国中央大学在期刊《微生物学进展》（*Trends in Microbiology*）上发表的文章重点如下：

• 短链脂肪酸和次级胆汁酸可以通过调节胆固醇代谢降低胆固醇水平。

• 微生物胆盐水解酶可以通过加速胆固醇向胆汁酸的转化，提高胆固醇的处理率。

• 来自人类肠道的未经培养的细菌脱氢酶，可以将胆固醇转化为粪固醇。

• 在临床研究中，乳杆菌属和双歧杆菌属的益生菌可有效降低胆固醇水平。

• 几种候选的下一代益生菌，包括嗜黏蛋白阿克曼菌（*Akkermansia muciniphila*）、柔嫩梭菌（*Faecalibacterium prausnitzii*）、克里斯滕森菌（*Christensenella minuta*）以及某些拟杆菌属、梭菌属和优杆菌属物种，已在人类或动物实验中显示出可降低胆固醇水平。

同年，美国康奈尔大学在期刊《自然微生物学》（*Nature Microbiology*）

上发表的研究，则确认了来自拟杆菌属、双歧杆菌属、肠球菌属和副拟杆菌属的细菌参与了胆固醇代谢。他们还鉴定出一种多形拟杆菌（*Bacteroides thetaiotaomicron*）中负责将胆固醇转化为胆固醇硫酸盐的磺基转移酶（Sulfotransferase）。

当今一般高血脂患者还是依赖药物治疗，而非益生菌，医生最常开的处方药也就是他汀类（Statins）。不过这类药物会大大消耗体内供给能量的辅酶Q10，服后容易出现头痛、恶心、疲倦和肌肉酸痛等副作用，所以经常服用这款药的人，可别忘了要额外补充辅酶Q10哦！

脂肪肝

当一个人肝脏脂肪含量已超过肝脏总重量的5%时，就算是患有脂肪肝了。脂肪肝通常分为酒精性和非酒精性两类，后者可是全球普见。

由于肠肝循环的自然设计，肠道菌群与肝脏疾病息息相关，脂肪肝自不例外。科研人员以前的探索多集中在细菌方面，例如，上海交通大学的研究就发现，大肠埃希菌和志贺菌属（*Escherichia coli/Shigella*）在非肥胖的非酒精性脂肪肝患者中增多，且与其患病严重程度相关，而跟肥胖无关，并指出弗格森埃希菌（*E. fergusonii*）或是预测该病的潜在生物标志物；又如，韩国首尔大学与意大利福贾大学（Universita' degli Studi di Foggia）也分别揭示肠道罗斯拜瑞氏菌（*Roseburia intestinalis*）*和多形拟杆菌（*Bacteroides thetaiotaomicron*）能改善酒精性脂肪肝。

如今研究人员则又盯上真菌了。2021年德国柏林夏里特（Charité）医学院在期刊《肝脏病学》（*Journal of Hepatology*）上发表的论文，即指出肠道真菌组成的变化与脂肪肝有关。

他们召集78例非酒精性脂肪肝患者、16例对照者以及73例酒精使用障碍者（可见本书“酒精使用障碍”一文），经分析其粪便真菌后发现：

- 严重非酒精性脂肪肝患者，尤其是非肥胖者，毛霉菌属真菌与酿酒酵母菌（*Mucor* sp./*Saccharomyces cerevisiae*）比值的对数，比在非酒精性脂肪肝炎和程度不等的纤维化患者中更高。

• 非酒精性脂肪肝和晚期纤维化患者的全身白念珠菌（*Candida albicans*）抗体免疫球蛋白G（IgG）增加。

2023年，美国加利福尼亚大学圣地亚哥分校发表在期刊《细胞宿主和微生物》（*Cell Host & Microbe*）上的研究，则结合了患者样本分析和老鼠实验表明，酒精可增加白念珠菌特异性辅助性T17细胞（Th17）应答，这些细胞会从肠道迁移至肝脏，进而促进酒精诱导的肝病。

综上可知，肠道真菌失调一样会促进脂肪肝。这两项研究最后都指出，用抗真菌药物如耐斯菌素（Nystatin）抗生素，可以减少肠道真菌而改善疾病。

注释

*肠道罗斯拜瑞氏菌（*Roseburia intestinalis*）是革兰氏阳性厌氧弯曲带鞭毛的杆菌，其能通过产生丁酸盐预防大肠癌的发生，并提高免疫疗法的效果。

胰腺癌

胰腺癌系指胰脏细胞发生癌变而产生的肿瘤，临床症状隐蔽且不典型，常被误认为是胃病，乃是诊断和治疗都很困难的消化道恶性肿瘤，而最常见的起源于腺管上皮组织的导管腺癌占了85%～90%，其预后通常很差，五年的生存率在9%～10%。

胰腺癌成因与遗传、酒精、高糖、吸烟和肥胖等有所牵连。由于胰脏撑起消化功能的半天边，肠道和胰管之间又经奥狄（Oddi）括约肌直接连通，故发病显然也会涉及消化道的微生物群。

在2019年10月线上期刊《自然》中美国纽约大学发表的研究即表明：真菌微生物（Fungal mycobiome）从肠腔迁移到胰腺中，跟胰脏管腺肿瘤的发病机制有关。他们指出，与实验鼠和人类的正常胰腺组织相比，胰脏管腺肿瘤的真菌数量增加了约3000倍！

研究人员观察到，在人类和实验鼠中，侵袭到肿瘤中的真菌群落，明显富集马拉色菌属细菌（*Malassezia* spp.）。若将群落摘除可阻止肿瘤生长；反之，重新定植马拉色菌菌种而非其他真菌，就会促进肿瘤的发生。特别是发现了真菌通过甘露糖结合凝集素（Mannose-Binding lectin，MBL）与真菌细胞壁中的聚糖结合，激活补体级联反应（Complement cascade），从而促进肿瘤生长！

较早之前，瑞典卡罗林斯卡学院在2019年3月的期刊《肠道》（*Gut*）上也登了篇类似的研究。他们指出，在囊性胰腺肿瘤中，口腔微生物组的改变与胰腺癌发展的风险增加相关。尤其肿瘤的严重程度与高丰度的具核梭杆菌（*Fusobacterium nucleatum*）有关。口腔不也属于消化道的一段吗？上述马拉色菌同样是口腔的常驻菌哦！

这些年来的研究已显示：肠道菌群的失调是胰腺癌发生和发展的重要环节，好好探讨患者的肠道菌群，以及肠道细菌改变和癌症治疗的关系，将可开辟出新的研究方向。

慢性疲劳综合征

就像肠躁症一样，由于对病因认知的相异，慢性疲劳综合征曾经也有很多不同的称呼，如肌痛性脑脊髓炎、艾普斯坦–巴尔病毒（Epstein-Barr virus）感染后疲劳综合征、慢性类单核细胞增多症、慢性疲劳免疫功能紊乱综合征，以及雅痞症（Yuppie disease）等。1988年美国疾病控制与预防中心（CDC）才正式将其定名为慢性疲劳综合征。

慢性疲劳综合征堪称“影子杀手”，其与器质性病变无关，是以无法解释的持续（6个月以上）或反复发作的衰弱性疲劳为主要特征的综合征——即便充分休息也不能解除。我们可以这样来说：慢性疲劳是各种疾病的症状，同时也是由许多因素综合起来的结果！

该病常见的伴随症状包括健忘、头痛、咽喉痛、肌肉酸痛、关节疼痛、淋巴结痛、失眠多梦、抑郁烦躁等，至今依然缺乏有效的治疗方法和药物。

2023年，美国哥伦比亚大学在期刊《细胞宿主和微生物》（*Cell Host & Microbe*）上发表了一项研究，分析比较了美国不同地域共106例慢性疲劳综合征患者的粪便微生物群，在多样性、丰度、功能和短链脂肪酸代谢等方面与年龄、性别、地理和社会经济状况相匹配的91例健康者之间的差异，结果发现：

• 如同过去研究表明的，慢性疲劳综合征患者存在严重的肠道菌群失调。

• 健康者肠内丰富并可促进健康的丁酸盐生产细菌——柔嫩梭菌（*Faecalibacterium prausnitzii*）和直肠优杆菌（*Eubacterium rectale*）——在患者肠内都减少了。

• 确认是肠道上述两属细菌的减少，导致了患者丁酸盐缺乏。

• 较低的柔嫩梭菌丰度与更严重的疲劳症状相关。

想是未来应该会出现更有利于该病的诊断和治疗方法吧！

慢性肾病

根据专家们统计，慢性肾脏疾病影响着世界上10%～15%的人。国内外的研究一致指出，患者肠道菌群失调，多样性降低，菌属群落显著不同，制造有益代谢物如短链脂肪酸的细菌减少，分解蛋白质的细菌则增多，以致产生过量的尿毒症毒素如硫酸吲哚酚（Indoxyl sulfate，IS）和对甲酚硫酸盐（*p*-Cresyl sulfate，PCS）等，侵蚀肠壁，危害肾脏。

微生态疗法是出师有名的，这些年来也证实补充益生菌、益生元和合生元等制剂，虽然效果不一致，但对改善慢性肾病的肾损伤，以及减缓肾功能衰退等症状是有帮助的。

说到益生菌，中美科学家联合登在2022年期刊《循环研究》（*Circulation Research*）上的研究发现，让人眼前一亮。

他们分析了283例美国慢性肾病患者和294例对照组，以及75例中国慢性肾病患者和30例对照组的粪便菌群，最后结果揭示：

- 与对照组相比较，慢性肾病患者粪杆菌属（*Faecalibacterium*）丰度显著下降，拟杆菌属（*Bacteroides*）丰度升高。
- 粪杆菌属与慢性肾病临床特征（如尿酸）呈负相关，且患者血清中短链脂肪酸浓度降低，脂多糖和氧化三甲胺浓度升高。
- 补充柔嫩梭菌（*Faecalibacterium prausnitzii*）可减少模型鼠肾功能障碍和炎症，降低血清中各种尿毒症毒素水平，改善肠道菌群组成与肠漏。

• 丁酸盐水平与肾功能呈负相关。柔嫩梭菌产生的丁酸盐是通过G蛋白偶联受体*GPR-43实现的。

柔嫩梭菌（或译为普拉梭菌）被公认在开发下一代益生菌（Next-Generation probiotics，NGPs）或生物治疗药物方面具有广阔的前景。

注释

*G蛋白偶联受体（G Protein-Coupled receptors，GPCRs）是一大类膜蛋白受体的统称，参与了众多的生理过程，它们会把接收到的各种讯息转传给细胞，从而调控机体的各种功能。

肾结石

肾结石、膀胱结石和尿路结石都是同一类的疾病，在医学上正式名称即“尿石症”。

肾结石影响全球大约10%的人口，高草酸尿症是疾病出现的主要危险因素，因为75%的肾结石含有草酸钙。2022年，美国克利夫医学中心（Cleveland Clinic）在期刊《自然评论泌尿外科》（*Nature Reviews Urology*）上发表了一篇综述文章，题名为《肠道和尿路菌群在肾结石里的作用机制》，其中要点如下：

• 复发性肾结石患者的肠道菌群组成被破坏，产生丁酸盐的细菌总体丰度减少。

• 丁酸盐是一种关键的短链脂肪酸，负责整个肠道上皮组织的完整性和健康，乃是影响草酸盐和其他与肾结石相关的离子吸收的主要决定因素。

• 肠道菌群的成员在结石形成的不同过程中发挥作用，包括肠道草酸盐的吸收和肾脏中的直接晶体形成。

• 抗生素的长期使用史与抗生素驱动的肠道菌群组成的变化，都增加了肾结石疾病的风险。

• 尿液中还含有天然的尿液微生物，可比肠道菌群更能区分结石与非结石形成物。

• 饮食可能会通过影响肠道菌群组成，促成肾结石的发生；饮水量低与肾结石形成相关，可能是由饮用水对肠道菌群的影响所导致。

关于该文最后讨论到的饮食影响，同年发表的《梅奥诊所学报》（*Mayo Clinic Proceedings*）上即有篇相关的论文，召集了411例有症状的肾结石患者和384例对照者，评估饮食变化对肾结石发病和复发的影响，结果指出：

• 每日摄入的水分少于3400毫升，跟肾结石首次形成有关。

• 在日常饮食中，较低的钙、钾、咖啡因以及植酸（Phytic acid），均与高肾结石发病率相关。

• 肾结石患者应吃进更多富含钙或钾的蔬菜（如马铃薯、蘑菇、豌豆、西葫芦等）与水果（如香蕉、橘子、葡萄柚、蜜瓜等）。

骨质疏松症

骨质疏松是一种严重的新陈代谢疾病，其低骨量和骨微结构恶化的特征，会增加骨折风险，其罹患率女性大于男性。

肠道微生物群对维护宿主的整体健康十分重要，但不要以为骨骼跟肠道菌群八竿子打不着，这几年来的研究表明，其与骨重塑和骨密度有很大关联，可以显著影响骨代谢和退行性骨骼疾病，例如骨质疏松。

2023年，中国农业大学在期刊《骨研究》（*Bone Research*）上发表了一篇有关肠道菌群促进骨重塑的综述文章，他们总结了之前的研究文献，并从多个角度来阐明其调节机制，最后探讨了益生菌作为骨质疏松治疗方法的潜力。

该文内容丰富，可读性高，摘要分享如下：

• 骨质疏松患者的肠道菌群失调，而小鼠模型实验表明肠道细菌与骨量相关。人为干预（粪菌移植或投抗生素）可以调节骨矿物质密度。宿主性别和遗传，以及肠道细菌定植时间和抗生素治疗时间，均会影响宿主菌群组成，从而导致结果差异。

• 肠道微生物群对骨代谢的调节机制，包括直接作用和间接作用。前者是通过释放外膜囊泡（见本书“细菌外膜囊泡”一文）或短链脂肪酸 、多胺（Polyamines）和硫化氢（Hydrogen sulfide）等微生物代谢物，直接影响骨重塑。后者是通过与免疫细胞辅助性T17细胞（Th17）和调节型T细胞

（Regulatory T cells，Treg），或激素（雌激素）和副甲状腺素相互作用，间接调节骨重塑。

• 传统的益生菌乳杆菌和双歧杆菌，都已被证明可以预防骨质流失，而新一代的准益生菌作为骨质疏松的潜在疗法，也逐渐受到关注，例如嗜黏蛋白阿克曼菌（*Akkermansia muciniphila*）即被多方确认可护卫骨骼的健康。但仍有一些候选益生菌如柔嫩梭菌（*Faecalibacterium prausnitzii*）等，尚未用于骨骼研究。

• 评价益生菌对骨骼健康的影响，重要的是能否在骨骼成熟期间，增加骨质密度。

• 当务之急即继续寻找有效治疗的菌种，并评估其质量、安全性、剂量、稳定性以及与其他药物的相互作用。

国际旅游与肠道细菌

美国布洛德（Broad）研究所在2023年9月的期刊《柳叶刀：微生物》（*Lancet Microbe*）上，发表的一项有关研究，刚好可以给大家分享一下。

该科研团队针对267名出国旅行者旅行前后的粪便宏基因组进行了比较分析，结果发现：

- 61%的旅行者在旅行后菌群多样性显著下降且肠杆菌科（Enterobacteriaceae）细菌丰富，67%的旅行者获得了与旅行前不同的大肠埃希菌菌株，且抗生素耐药基因广泛富集，丰度增加15%。
- 在181名旅行前未检测到氟喹诺酮类（Fluoroquinolone）抗药性基因的旅行者中，97名（占54%）携带至少一种与此类抗生素抗药性相关的基因返回。
- 为拜访朋友或亲戚而前往南亚旅行和吃未煮过的蔬菜，乃是感染靶向抗菌药耐药菌，譬如产生超广谱β-内酰胺酶*的肠杆菌目（Enterobacterales）的风险因素。
- 这些旅行者在旅行前的菌群多样性结构，与旅行后的抗菌药耐药菌感染并无关联。

抗生素抗药性（Antimicrobial resistance，AMR）正在威胁着世界范围内的公共卫生，国际旅行是抗生素耐药菌全球传播的促进因素。在旅行归来后获得的产生超广谱β–内酰胺酶的细菌，能在肠道中持续生存，造成后续感染的风险和持续的传染。

但这篇有点煞风景的文章，想是不至于扫到读者出国玩耍的兴致吧！

注释

*β–内酰胺酶（β-lactamases）会水解破坏抗生素的分子结构，提供抗药性。β–内酰胺酶有300多种，依据作用可分为头孢菌素酶、超广谱β–内酰胺酶和金属酶等几大类。

下

有病食先行

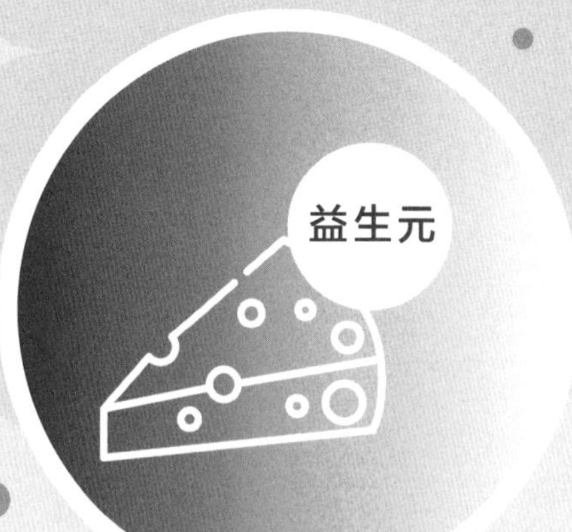

肠道细菌左右饮食的抉择

肠道细菌可说无事不与，连你我想吃啥都受其影响。由于有微生物肠-脑轴线的存在，这也无需大惊小怪了。

2022年，美国匹兹堡大学（University of Pittsburgh）发表在《美国科学院院刊》（*PNAS*）上的一篇题名为《肠道微生物影响宿主饮食选择行为》的论文，就揭示了肠道细菌会通过产生对不同类型食物渴望的物质，影响宿主对饮食的取舍行为。

研究团队挑选了3种不同的野生老鼠：食蝗鼠、白足鼠和山地田鼠，它们的饮食习惯迥异，分别是肉食性、杂食性以及草食性。然后将其肠道细菌分别移植到10只无菌老鼠的肠内。

实验的结果显示：

- 移植了草食性老鼠肠道细菌的，会选择蛋白质比例较高的食物。
- 移植了杂食性和肉食性老鼠肠道细菌的，则会选择碳水化合物比例较高的食物。

换言之，肠道细菌转移后这些老鼠的饮食偏好发生了改变，它们会差异性地选择常量营养素成分不同的食物。

我们每天的饮食毕竟有限，各路肠道细菌为了争食生存，就会发出信号来影响宿主的情绪和胃口，从而获得那些有利于它们续命的食物。

该动物实验发现，具有不同肠道细菌的老鼠，血液中的色氨酸水平不同，并证实了肠道细菌可以通过产生色氨酸调控宿主的饮食选择。但研究人员也指出，除了色氨酸，可能还存在着其他数十种影响觅食行为的因素。

诚然，俗话说“萝卜白菜各有所爱”，如果我们神经系统一直被这些化学信号左右，那只会“偏食成自然”，久而久之不利于身体的健康。

肠道细菌与膳食

肠道细菌消长、日常饮食选择和身体健康程度三者之间关系复杂，密不可分。2022年，美国宾夕法尼亚大学登在《生理学年鉴》（*Annual Review of Physiology*）上的一篇题名为《肠道菌群在饮食和人体健康关系中的角色》的文章，即探讨了不同饮食对健康的影响，以及肠道菌群在其中发挥的主要作用。

现将内容摘要综述如下：

• 肠道微生物群是一种与饮食相互作用的环境因素，也可能左右身体的健康。许多涉及微生物群从饮食成分中产生的代谢物，会影响宿主全身。

• 高水平的膳食纤维有益健康，而膳食纤维含量低的饮食会对肠道菌群有不利影响，这主要与肠道细菌产生的短链脂肪酸多寡有关。

• 地中海饮食、间歇性能量限制饮食等更健康的饮食模式，可通过促进诸如双歧杆菌、柔嫩梭菌和嗜黏蛋白阿克曼菌等有益菌的增殖，以及有益代谢的物质产生等，促进宿主的健康。

• 高脂、高盐和高糖的西化饮食，可通过降低肠道菌群多样性而促进疾病。例如短链脂肪酸产量的减少，会导致免疫耐受性降低，也会使结肠细胞能量来源不足，肠上皮屏障功能下降。

• 一些特殊的饮食模式如肠内营养*（针对克罗恩氏病）、无麸质饮食（针对乳糜泻）和低FODMAP**饮食（针对肠躁症）等，可定向改变肠道菌群的组成和丰度，从而起到治疗特定疾病的作用。

注释

*肠内营养不同于肠外营养，后者指的就是通过静脉注射，输入营养物质；前者则是采用口服、管饲或造口方式，经由胃肠道提供营养支持。

**FODMAP是英文“Fermentable Oligo-, Di-and Mono-Saccharides and Polyols”的缩写，翻成中文就是“发酵性寡糖、双糖、单糖与多元醇”，或可泛称为发酵性碳水化合物。

地中海饮食

在当代多种饮食模式中，地中海饮食（Mediterranean diet）备受全球推崇，已经连续好几年被美国权威杂志《美国新闻与世界报道》（*U.S. News & World Report*）评选为“全球最佳饮食法”。

地中海饮食是一种地中海沿岸如西班牙、意大利南部、希腊等的传统饮食方式，特色就是采用蔬果、全谷类为主食，搭配适当分量的鱼、蛋及家禽，少吃红肉及加工食品。2013年，联合国教科文组织（United Nations Educationnel，Scientific and Cultural Organization，UNESCO）还将地中海饮食登录在人类非物质文化遗产代表作名录上呢！

诸多研究都揭示了地中海饮食对健康的好处，包括可以抗炎症、预防糖尿病、稳定胆固醇和保护心脏等，而且其有助于促进肠道微生态多样化和有益菌如双歧杆菌（*Bifidobacteria*）与短链脂肪酸的增加。

有篇德国霍恩海姆大学（University of Hohenheim）的论文，于2022年发表在期刊《美国临床营养学杂志》（*American Journal of Clinical Nutrition*）上，主题即是在讲短链脂肪酸。

他们安排260名肠道屏障受损的女性，分别实行地中海饮食和对照饮食，研究为期3个月，最后结果如下：

• 地中海饮食干预组，血浆脂多糖结合蛋白（Lipopolysaccharide binding protein）和粪便解连蛋白（Zonulin）浓度降低；粪便短链脂肪酸浓度增加。

• 多变量分析显示，坚持地中海饮食与短链脂肪酸浓度呈正相关，与结合蛋白和解连蛋白浓度呈负相关。

• 中介分析确定：丙酸和丁酸是饮食与肠道通透性完整性之间的关键调节因素。

• 利用基线短链脂肪酸数据，结合使用计算机算法，可预测地中海饮食对肠道通透性的个体化影响。

这项善用统计学的研究表明，坚持3个月富含膳食纤维的地中海饮食，就可通过增加短链脂肪酸的产生，改善的肠道屏障功能。地中海饮食真是好处多多啊!

糖类与胃肠健康

糖类又称碳水化合物，虽是宏量营养素中最重要的食物能量供给来源，但过量摄取却会破坏健康，引发诸如糖尿病、心血管疾病和癌症等非传染性疾病。世界卫生组织（WHO）早在2003年就建议将成年人和儿童的游离糖*摄入量，减少到总能量摄入的10%以下，并希望进一步减少到5%以下。

法国洛林大学2021年在期刊《临床胃肠病学和肝病学》（*Clinical Gastroenterology and Hepatology*）上发表了一篇综述文章——《糖类与胃肠健康》（*Sugars and Gastrointestinal Health*），旨在强调不同类型膳食中糖类（碳水化合物）的作用，以及过量摄入糖类对肠内稳态的影响，兹摘要内容如下：

- 加工过的单糖会减少白细胞吞噬作用，并可能增加血液中的炎症细胞因子（Cytokines）标志物水平。
- 适量摄入膳食纤维可预防炎症；大肠中的糖积累会增加渗透负荷，以及肠道菌群的发酵速度，加剧腹痛和肠道功能障碍。
- 过量的糖摄入与多种组织和器官功能障碍相关，且会导致超重、心血管疾病、2型糖尿病、胰岛素抵抗和全身性炎症。
- 过量的糖摄入会破坏肠道菌群平衡，增加肠壁通透性，使得黏膜免疫紊乱，增加感染易感性。
- 可溶性膳食纤维可以改善肠躁症。减少摄入可发酵的寡糖、双糖、单糖和多元醇（即低FODMAP饮食），也是一种可能有效的治疗方法。

• 对炎症性肠病患者而言，饮食中排除某些特定的碳水化合物，与临床表现改善、病情缓解和黏膜愈合相关。

• 糖的摄入量与大肠癌之间呈正相关；高果糖摄入和肥胖与大肠癌的患病率及程度有关；高含糖量饮料的摄入与癌症复发和死亡率的显著增加相关。

如今，尽管世人对糖类的关注度与日俱增，但比起脂肪摄入过量得到的充分研究来，碳水化合物摄入的具体影响还是较少被详说细述的，确实有必要更加重视。

注释

*游离糖（Free sugars）按照联合国世界卫生组织的定义，是指厂商、厨师或消费者添加到食品中的单糖和双糖，加上蜂蜜、糖浆和果汁中天然存在的糖。

非营养性甜味剂

所谓“非营养性甜味剂”（Non-Nutritive sweeteners）乃泛指一类人工制造和自然形成的糖替代品。

2014年，享有盛誉的以色列魏茨曼科学研究所（Weizmann Institute of Science），曾在《自然》（*Nature*）上登了篇探讨人工甜味剂与肠道细菌关系的论文。2022年又有篇研究发表于《细胞》（*Cell*）上，他们召集120名健康人，完成一项结合老鼠实验的随机对照实验，评估了4种非营养性甜味剂，即糖精（Saccharin）、三氯蔗糖（Sucralose）、阿斯巴甜（Aspartame）和天然的甜叶菊（Stevia），对人体代谢健康和菌群的影响，揭示了正常用量的代糖会改变肠道菌群，并对糖耐量（身体处理葡萄糖的能力）产生不利的影响。

该科研团队以摄入4种非营养性甜味剂与摄入等量的葡萄糖为对照条件，分基线期、摄入期和随访期3个阶段来进行研究，最后结果显示：

- 与只摄入葡萄糖的对照组相比，从食用伊始，糖精和三氯蔗糖即可显著提高血糖反应，而在不吃之后，血糖反应又恢复正常了。
- 食用期间只有葡萄糖对照组和天然的甜叶菊组的血浆胰岛素显著升高，其他组的血浆胰岛素都没有明显变化。
- 在三氯蔗糖组和糖精组中，观察到其对体内微生物组成的显著影响。
- 这4种非营养性甜味剂对肠道细菌的功能都有显著影响，且不同组之间受到影响的代谢途径有很大差异。

• 非营养性甜味剂对肠道细菌的影响，与血糖反应升高有因果关系。

概而言之，实验表明了在补充代糖后，参与者的肠道菌群起了变化，吃葡萄糖时的血糖反应升高了；而单纯摄入葡萄糖的对照组，肠道菌群和糖耐量没有明显改变。

同年，《英国医学杂志》（*British Medical Journal*）上也有篇法国国家卫生与医学研究所的大型研究报告指出：较高的人工甜味剂摄入量与心血管疾病（包括心脏病和脑卒中）风险增加之间，存在潜在的直接联系。

谁说非营养性甜味剂对健康不会有影响呢？我们还是相信科学研究的数据吧！

山梨糖醇

糖醇是一类甜味和能量值皆低，不会影响血糖波动，且能预防蛀牙的人造代糖。由于这种甜味剂在溶化时会吸收热量，所以在入口后能带给人清凉的感觉。

糖醇因相对应的糖不同而有几种称谓，例如山梨糖醇（又名葡糖醇）、麦芽糖醇、木糖醇和乳糖醇等，其中或拜口香糖广告之赐，木糖醇的知名度是高多了。然而，因具有很大的吸湿性且价格也较便宜，当今被广泛应用在食品加工业上的还是山梨糖醇。

糖醇进入肠道后是被动扩散的，由于身体无法消化分解，所以摄取过量或会导致短暂性腹胀和渗透性腹泻等不耐受症状。那么，这是否也与肠道细菌有关呢？美国加利福尼亚大学戴维斯分校的研究已给出答案了。

该校2021年登在期刊《微生物组》（*Microbiome*）上的动物实验表明：

• 在抗生素处理的老鼠中，补充山梨糖醇会导致盲肠内山梨糖醇浓度升高，而只要引入梭菌纲（Clostridia）的细菌就能消耗它。

• 肠道内梭菌纲和丹毒丝菌目（Erysipelotrichia）成员都可利用糖醇作为碳源来生长，故而显著降低了肠道中的糖醇水平。

• 消耗糖醇，或有助于对伺机性肠道病原体（如大肠埃希菌）等的定植阻抗。

该科研团队几年后在线上《细胞》中再次发表论文，验证了梭菌纲所属的细菌代谢山梨糖醇的能力可以防止腹泻。

如今已知，代糖会造成肠道菌群组成及功能的改变，从而左右宿主的健康（可参阅上文“非营养性甜味剂”）。虽糖醇有部分会在肠道发酵，产生短链脂肪酸，具有益生作用，但并不能增殖双歧杆菌，反倒是“机会主义菌”（指机会致病菌）的生长因子，故即便摄取后不至于腹胀或腹泻，还是莫掉以轻心才好！

微生物食品

一谈到微生物食品，我们通常就会想到发酵食品，发酵食品诚然是最古老和最传统的经由微生物生产的食品。但随着科学技术的发展，微生物食品的生产方法也增多了。

适值节能减碳已成为全球共识的今天，2022年，丹麦学者发表在《细胞》上的一篇题名为《微生物食品提高人类和地球健康》的文章，就值得阅读。他们回顾了微生物食品的传统制法和当前制法，并讨论了科学驱动的前沿发酵手段、合成生物学以及可持续原料的未来发展等，如促成新一代微生物食品，从而维持食品系统（从食品生产、加工到消化）的可持续性，又能通过减少碳排放等改善环境，以促进人类和自然的健康发展。

该文章指出：粮食生产是气候变化和生物多样性丧失的最重要驱动因素，而食品系统效率低下所造成的大量浪费，进一步加剧了环境破坏。因此，人们需要从以下几个方面进行开发和创新：

• 尽管许多微生物可能不适合人类食用，但挖掘微生物的生物多样性，仍有望揭示微生物食品新的代谢能力，提供新的潜在食品来源。建立生物多样性数据库不仅有利于微生物的生产，还有利于探索食品发酵。

• 许多发酵实践大抵是凭经验开发的，采用科学驱动的发酵工具与方法，包括基因工程等，可改进微生物食品的生产。基因工程能将全新的特性添加到微生物食品中，还有望对微生物营养成分进行编辑，以应对全球营养挑战。

• 可利用废物或二氧化碳作为生产微生物食品的底物，提高食品系统的效率。微生物在各种基质（包括甲烷、木质纤维素和碳氢化合物）上的生长代谢能力，可以提供将非食物基质有效转化为人类食物的机会，使微生物食物变得更加可持续。

该文结论：微生物食品的未来发展必须考虑技术的可行性，以及跨不同背景的生产机会。虽然基因工程有望在新型微生物食品的开发中发挥关键作用，但对转基因生物的限制性法规和消费者的怀疑态度，阻碍了微生物食品在世界许多地区的广泛应用。如果这些挑战得到解决，微生物食品有可能在未来，从根本上改变我们的食品系统。

超加工食品

超加工食品（Ultra-processed food）是指在已经加工过的食品基础上再加工的食品，这类食品通常含有五种以上工业制剂，并且是高糖、高脂、高热量的食品，长期食用会增加患癌风险。人们平日常吃到的比如一些零食、甜点、糖饮料、香肠等均属之也。

超加工食品虽好吃又方便，但这些年来的流行病学研究显示，经常摄入这种食品会提高罹患慢性、炎症性疾病的概率。例如，澳大利亚迪肯（Deakin）大学的一项针对43篇观察性研究（总共涉及近90万名受试者）的综述分析，即表明了其与肥胖、代谢综合征、癌症、心血管疾病、抑郁症、肠躁症和全因死亡等风险的增加相关。又如，巴西圣保罗大学的研究更表明了超加工食品会损害认知能力。再如，重庆大学也发现，摄入大量超加工食品的受试者，患痴呆和阿尔茨海默病的风险显著升高。

2022年巴黎大学在《柳叶刀：胃肠病学与肝脏病学》（*The Lancet Gastroenterology & Hepatology*）上发表的一篇综述里，还特别提到超加工食品如何通过影响肠道微生物群破坏宿主的健康。文中指出：

- 摄入人工甜味剂后，拟杆菌数量增加，梭状芽孢杆菌数量减少，这种菌群的变化可导致2型糖尿病。
- 肠内如卵形拟杆菌（*Bacteroides ovatus*）和粪肠球菌（*Enterococcus faecalis*）等代谢着色剂（如偶氮染料红40）所产生的物质会诱发结肠炎。

• 乳化剂如羧甲基纤维素（*Carboxymethyl cellulose*）等可使微生物群发生改变，从而增加其促炎潜力。

• 食品级二氧化钛（含纳米颗粒）会破坏肠道和系统免疫稳态，引发结肠癌前病变，并促进肠道中异常隐窝的形成。

如今，尽量选择未加工或轻度加工和新鲜制作的食物，而不是超加工食品，已被越来越多的国家和国际健康组织纳入新的官方膳食指南了。

膳食乳化剂

乳化剂是我们生活中经常接触到的食品添加剂，譬如在面包、蛋糕、饼干、冰淇淋和果冻等里面均含有之。因其能改善食品质地并延长保存期，而被广泛应用在食品加工业中。

尽管乳化剂的安全性为美国食品与药物管理局（FDA）等国际权威机构所认证，但这些年来的研究报告却显示了其是有害健康的。

早在2015年，美国佐治亚州立大学发表在《自然》(*Nature*）上的动物实验，就已表明膳食乳化剂能破坏肠道微生态平衡、损伤肠道屏障、诱发或加重肠道的炎症。

2021年，在法国巴黎西岱大学登于《微生物组》(*Microbiome*）的论文中，科研团队利用体外的肠道微生态模拟系统，检测了20种常用膳食乳化剂对于肠道菌群的影响，发现除磷脂酰胆碱外，其他乳化剂对肠道菌群的结构和功能都具有负面作用。

2023年英国雷丁大学刊登在《英国医学杂志》(*The BMJ*）上的长期人群研究则发现，心血管疾病患风险与乳化剂的摄入量呈正相关。

该校另在期刊《普洛斯医学》(*PLoS Medicine*）上发表的文章，更指出食品乳化剂或可增加患癌风险。科研人员虽未发现任何食品乳化剂与大肠癌风险之间的关系，但观察到较高的卡拉胶（Carrageenans）*、单双甘油脂肪酸酯（Mono-and Diglycerides of fatty acids）摄取量，与癌症风险之间有显著关联。

从上述内容可以知道，尽量少吃过度加工的食品，身体才会更健康！

注释

*卡拉胶（Carrageenans）又称鹿角菜胶或角叉菜胶，乃是一种从红藻或海草中提炼出来的胶体，因能与食物中的蛋白质稳定结合，所以可作为凝固剂、增稠剂和稳定剂等被应用在食品加工业中。

二氧化钛

拙作《养好肠道菌　身体才健康》里有一文题名为“食品添加剂”，旨在告诉大家：评价食品添加剂的安全性必须顾及肠道细菌，因为它们也是生命组成部分。

二氧化钛（Titanium dioxide，TiO_2）是钛的氧化物，被视为最佳的白色颜料，在工业上被广泛用于油漆、牙膏、修正液和防晒化妆品等的制造；而食品级的二氧化钛，俗称肽白粉，则可作为饮料混浊剂和食用色素（E171）使用，常见于口香糖、硬糖、面包、干酪、调味料以及饮料等九百多种食品中。

2018年期刊《毒理化学研究》（*Chemical Research in Toxicology*）上，曾有美国得克萨斯大学奥斯汀（Austin）分校的研究报告指出，二氧化钛的晶体颗粒存在于2型糖尿病患者的胰腺样本中，每克二氧化钛颗粒含有超过2亿个二氧化钛微晶体，表明了接触这种白色物质与糖尿病存在着关联性。

这款人们每天大都会接触到的合法添加物，也可能干扰肠内正常菌群，破坏肠道稳定。2019年瑞士的期刊《营养前沿》（*Frontiers in Nutrition*）上就有篇澳大利亚悉尼大学（The University of Sydney）的论文，表明了含有二氧化钛的食物会对肠道菌群产生影响，终而引发炎症性肠病和大肠癌等。

该研究团队通过小鼠实验发现，二氧化钛并没有改变肠道微生物群的组成，而是通过引起细菌代谢物的变化（例如抗发炎的短链脂肪酸减少）和促进共生菌的生物膜形成影响细菌的功能。

肠道细菌可谓宿主健康的守门员，前者功能的任何变化都会波及后者。所以，二氧化肽虽被大多数国家视作合法的食品增白剂，但还是建议大家尽量少吃含有它的任何食品吧！

按：2022年8月，欧盟正式禁止将二氧化钛添加在口香糖中（法国在2020年就实施了），理由是其在食用后的吸收率很低，容易在体内累积，可能具有破坏人体脱氧核糖核酸（DNA）的遗传毒性。

短链脂肪酸与大肠癌

肠道菌群所产生的短链脂肪酸（Short-Chain fatty acids，SCFAs）影响宿主生理健康的方方面面，这是专家们多年来研究的共识了。它们主要是由乙酸、丙酸和丁酸组成，作为信号分子，在调节宿主代谢、免疫系统和细胞增殖方面都具有关键性的作用。

2022年，澳大利亚西悉尼大学（Western Sydney University）在英国《Bmc医学》（*BioMed Central Medicine*）线上月刊发表的一篇综述文章，系统分析了短链脂肪酸浓度与大肠癌风险和发病率之间的关联性。

他们利用系统回顾和综述分析17项病例和6项横断面研究*，梳理了粪便中短链脂肪酸的浓度与大肠癌发病率和风险层级的关系，研究结果发现：

• 乙酸、丙酸和丁酸在大肠癌高风险人群中的浓度显著降低，并且与健康个体相比，短链脂肪酸水平较低的个体发病率更高。

• 70.4%的研究表明大肠癌高风险人群的粪便中，乙酸、丙酸、丁酸或总短链脂肪酸浓度显著降低，而66.7%的研究表明大肠癌患者的粪便中乙酸和丁酸浓度显著降低。

研究团队确定这三种主要短链脂肪酸分子的含量，与大肠癌风险和大肠癌发病率呈负相关，提示了粪便中的短链脂肪酸可视为一种潜在无创的预测大肠癌进程的生物标志物，与当前大肠镜和非侵入性检查手段结合，或可提高筛查的特异性和敏感性，以及大肠癌的早期检测准确度。

短链脂肪酸是肠道细菌的专利产物，这类挥发性脂肪酸在肠内积累的浓度，的确能展现出明显的生物学效应，在身体内参与不同器官的代谢，发挥各自的功能，一旦缺乏或不足，健康就会亮红灯。

注释

*横断面研究（Cross-Sectional study）是指在某一特定时间点，对某一定范围内相同的主题、不同的对象，所做的比较性研究，由于成本较低、执行方便，是一种常见的研究方法。

深海的鱼油

我在拙作《养好肠道菌　身体才健康》里写过“ω-3脂肪酸”一文，介绍富含二十碳五烯酸（EPA）和二十二碳六烯酸（DHA）的深海鱼油之所以能为健康带来诸多好处，根本原因或是在其可大力促进有益菌调节肠道的微生物群。

加拿大拉瓦尔大学（Laval University）于2022年登在期刊《肠道微生物》（*Gut Microbes*）上的一篇论文也表明，摄入ω-3脂肪酸，能在肠道区域及其微环境中，产生显著的新陈代谢和相应的菌群功能变化。

他们利用人类肠道微生物生态系统黏膜模拟器，进行了为期一周的研究，结果发现：

- 补充ω-3脂肪酸可直接调节肠道黏蛋白生态位中的主要黏液溶解细菌。
- 相较于肠腔的菌群，与外层黏液层（结肠中的黏液层可分为内层黏液层和外层黏液层）有关的菌群，对ω-3脂肪酸耐受能力更高。
- 嗜黏蛋白阿克曼菌（*Akkermansia muciniphila*）大量繁殖，厚壁菌门（Firmicutes）黏液溶解细菌栖息地则减少。
- ω-3脂肪酸导致管腔生境中非黏液溶解性梭菌纲（Clostridia）的成员逐渐显著减少。
- 添加ω-3脂肪酸后，结肠区域丙酸短链脂肪酸浓度的增加，与嗜黏蛋白阿克曼菌和脱硫弧菌纲（Desulfovibrionia）成员的繁殖呈正相关。

总之，ω-3脂肪酸与肠道菌群之间，是以复杂且多向的方式进行相互作用的，肠道菌群可以影响ω-3脂肪酸的代谢和吸收，而ω-3脂肪酸也能通过调节肠道菌群及其代谢增强宿主功能。

这项研究或可解释为何补充ω-3脂肪酸，对代谢和炎症有大量好处了。今天这款膳食补充剂已被国际益生菌与益生元科学协会（International Scientific Association for Probiotics and Prebiotics）视作一种“益生元”了。

褪黑素

褪黑素可以改善时差，帮助睡眠，也是一种抗氧化剂，有抗发炎和抗老化的功能。这种激素多被认为是由脑内松果体释放出的，具有明显的昼夜节律，白天分泌受抑制，晚上分泌则活跃。事实上，褪黑素就像它的前身血清素（Serotonin）一样，大部分是在肠道制造的，松果体只占总分泌量的不到百分之一而已。

经由肠嗜铬细胞分泌的褪黑素，因产生方式完全不依赖于光，并不会干扰身体的生物钟，它们起到的主要是降血脂、控制血糖和抗氧化等作用。

既然血清素与肠道细菌关系密不可分，向有“睡眠激素”之称的褪黑素当也不例外了。

以下列举在国际期刊《微生物组》（*Microbiome*）等所发表的相关研究结果，以飨读者：

- 肠道菌群在调节宿主体内褪黑素的各种生理功能中举足轻重。
- 褪黑素可以逆转睡眠不足对肠道菌群组成的影响。
- 褪黑素可通过肠道菌群和其代谢物，刺激神经传导物质分泌，改善神经炎症和认知障碍。
- 褪黑素可调控肠道菌群，改善高脂饮食诱导的脂质代谢紊乱。
- 褪黑素可增加肠道菌群的丰富度，并塑造了肠道菌群的组成。
- 褪黑素显著影响肠道菌群的代谢，例如其对氨基酸和药物代谢等。

• 嗜黏蛋白阿克曼菌（*Akkermansia muciniphila*）通过增加褪黑素合成细胞数和短链脂肪酸含量，提升褪黑素的水平。

• 可发酵碳水化合物通过增加人型罗斯拜瑞氏菌（*Roseburia hominis*）代谢产物丙酸和丁酸，促进了肠道褪黑素的合成。

从上述内容可知，褪黑素对肠道菌群有显著影响，同时肠道菌群也参与介导褪黑素对宿主的生理功能。

由于褪黑素是从血清素来的，血清素的源头则为色氨酸，而色氨酸需要B族维生素才能生成血清素，所以平时多摄取些富含色氨酸和B族维生素的食物，体内褪黑素或不致缺乏。当然，肠道生产B族维生素的细菌（例如大家熟悉的双歧杆菌）也是能帮上大忙的！

水飞蓟素

2023年，山东理工大学与复旦大学的研究团队，在期刊《自然通讯》（*Nature Communications*）上发表了一篇有关水飞蓟素的论文。

古罗马人早就认识到水飞蓟（*Silybum marianum*）可用于治疗肝脏疾病。我们现已知其效果是来自它所含的水飞蓟素。长久以来水飞蓟素虽被用于改善肝损伤和脂质紊乱，但其作用机制仍有待阐明，这项研究揭示了水飞蓟素通过调节肠道菌群及其维生素B_{12}生成的能力，发挥改善肝脏脂质代谢的降脂保肝作用。

论文指出：水飞蓟素会强烈改变肠道菌群结构，相对丰度增加的细菌如嗜黏蛋白阿克曼菌（*Akkermansia muciniphila*）、沃氏嗜胆菌（*Bilophila wadsworthia*）和大肠埃希菌（*Escherichia coli*）等都有产生维生素B_{12}的能力，而超过 60% 的肝脏脂肪代谢改善，可用水飞蓟素诱导增加肠道菌群维生素B_{12}生成来解释。

水飞蓟素是一种多酚类的复杂混合物，主要成分是水飞蓟宾等黄酮类物质。研究表明，水飞蓟素中所有化合物或经微生物代谢产生的成分，大都在塑造肠道微生物组成方面发挥了应有的作用。

水飞蓟素疗效的临床研究的结果有时互相矛盾，其原因除了与有效成分浓度相关外，毋庸置疑，肯定是出在生物利用度上了。

染料木素

保健品染料木素（Genistein）有金雀异黄素、染料木黄酮等不同译名，乃是从豆科植物中所提取的物质，亦为大豆异黄酮（Soy isoflavones）中含量最高的成分。

我们已知染料木素是一种强抗氧化剂，是植物雌激素，能缓解更年期综合征，还可抗发炎、抗辐射、抗肿瘤、抗糖尿病，以及预防骨质疏松和心血管疾病等。

不过，我可要提醒读者，任何含糖苷（Glycoside）类的草本植物，若没经过肠道细菌的降解而释出苷元（Glycone）是不会有活性的，也就是说吃了无效，白花银子！

2023年，中国农业大学在期刊《药理学研究》（*Pharmacological Research*）上发表了一项最新的动物实验指出，染料木素能通过调节肠道微生物群的组成和代谢物的变化，增加菌群衍生的短链脂肪酸（Short-Chain fatty acids，SCFAs）水平，调节衰老肠道内的稳态，并可延长健康预期寿命和期望寿命。

他们利用野生型小鼠和一种早衰型小鼠为模型来进行一连串的研究，最后结果发现：

- 染料木素可促进健康和长寿，与早衰型小鼠全身炎症细胞因子水平的降低有关。
- 染料木素改善肠漏等肠道功能障碍，增加毛螺菌属（*Lachnospira*）的丰度和短链脂肪酸的产生，从而介导了肠道微生物群改变。

- 粪菌移植和脏笼共享实验证明，以染料木素喂养小鼠，可使其老化的肠道恢复活力，并延长了早衰型小鼠的寿命。
- 与染料木素相关的短链脂肪酸，可减轻α–肿瘤坏死因子诱导的肠道类器官（Intestinal organoids）损伤。
- 与染料木素相关的丙酸盐（Propionate），可促进调节型 T 细胞衍生的第十介白素（Interleukin-10，IL-10）产生，从而减轻了巨噬细胞衍生的炎症。

这项研究的亮点就是：染料木素竟然可以促进短链脂肪酸的增加。短链脂肪酸的作用是通过血液循环，与多种脏器的不同G蛋白偶联受体（GPCR）结合而发挥的，所以其影响会遍及全身。在染料木素诸多功效的背后机制中短链脂肪酸肯定也扮演了一个重要的角色！

槲皮素

自然界的“抗组织胺”——槲皮素（Quercetin），乃是一种被国内外研究较多的类黄酮素化合物*，大都以糖苷（带有连接糖）的形式存在于蔬果中，譬如洋葱、苹果、番茄、西蓝花和莓类等，它通常作为一种色素，为植物提供颜色。

最新的研究表明，槲皮素可以通过肠道细菌改善高尿酸血症，以及改善慢性疲劳症状。

2023年，中国农业大学发表在期刊《药理学研究》（*Pharmacological Research*）上的动物实验表明：槲皮素能促进小鸡盲肠中的鸟乳杆菌（*Lactobacillus aviarius*）增殖，显著降低鸡高尿酸血症模型中的血清尿酸水平，而在小鼠模型里也证实了该菌的功效。其机制就是通过降低肾脏和肠道尿酸葡萄糖转运蛋白9（Glucose Transporter 9，GLUT9）表达，增加ABCG2（ATP-binding Cassette Super-family G member 2）蛋白表达实现的。

同年，在期刊《生物医学与药物治疗》（*Biomedicine & Pharmacotherapy*）上，意大利帕维亚大学（Università degli Studi di Pavia）的随机分组研究则显示，补充槲皮素组可平衡迄今无具体疗法的一些慢性疲劳症状。无独有偶，美国哈佛医学院在《美国临床营养学杂志》（*American Journal of Clinical Nutrition*）上也指出，槲皮素的摄取量较高与成年人衰弱发生的概率降低相关。

注释

*可参阅拙作《养好肠道菌　身体才健康》里“类黄酮素”一文。

吲哚-3-丙酸

肠道菌群代谢色氨酸所产生的吲哚-3-丙酸（Indole-3-propionic acid，IPA），简称吲哚丙酸，其血液水平是与有益菌如双歧杆菌等丰度呈正相关的，可见其对健康有着重要的影响。

现将近几年来中外动物研究的结果，简要列举如下，以供参考：

• IPA在体外及体内都能抑制结核分枝杆菌的成长。（新加坡国立大学）

• IPA可缓解辐照引发的老鼠死亡、体重降低、造血系统与胃肠道损伤以及菌群变化。（中国医学科学院）

• IPA具有抑制细胞生长的特性，可在体内外抑制乳腺癌发展。（匈牙利德布勒森大学）

• IPA与2型糖尿病风险呈显著负相关，能发挥对糖尿病的预防保护性作用。（美国叶史瓦大学）

• IPA提高成骨细胞矿化、增加骨小梁形成、改善骨骼健康。（美国路易斯维尔大学）

• IPA可用于调节脓毒症引起的菌群失调，降低炎症水平，提高老鼠存活率。（南方医科大学）

• IPA水平与动脉粥样硬化心血管病风险和严重程度呈负相关，对心脏具有保护作用。（中山大学）

• IPA可以抑制肠道孕烷X受体（Pregnane X receptor，PXR），降低肠道

间充质细胞的炎症反应，从而缓解肠纤维化。（加拿大卡尔加里大学）

• IPA能促进老鼠的轴突再生、表皮神经支配和感觉功能的修复。（英国帝国理工学院）

• IPA含量与脑源性神经营养因子水平呈正相关，可缓解小胶质细胞炎症，起到保护神经的作用。（韩国首尔大学）

• 术后谵妄与血浆IPA水平呈负相关，降低血浆IPA可促进病情，若补充则能予以抑制。（同济大学与美国哈佛大学）

• IPA能在抵抗流感中发挥保护作用，是影响感染结果的重要因素，可作为疾病严重程度的生物标志物。（法国北部里尔大学）

丙烯酰胺与乳腺癌

2017年，世界卫生组织（WHO）把丙烯酰胺（Acrylamide）列入致癌物清单中。当下含有丙烯酰胺的食品很多，例如咖啡、饼干、面包、油条、薯条和薯片等，因为只要是经过高温加热或油炸的食物，都会含有这种化学物质。

2022年9月《美国临床营养学杂志》（*The American Journal of Clinical Nutrition*）上有篇法国研究团队的论文指出：丙烯酰胺饮食摄入或增加女性绝经前的乳腺癌风险。

科研人员追踪的80597名法国女性（平均40.8岁），在进行9年左右的随访之中，总共确诊了1016例乳腺癌（431例在绝经前、585例在绝经后）。

他们通过多次24小时饮食回顾，评估丙烯酰胺的摄入量，结果发现：相较于丙烯酰胺摄入量最低者，摄入量最高者的乳腺癌风险显著增加21%，尤其是绝经前乳腺癌风险明显增加40%，并且丙烯酰胺摄入与雌激素受体阳性乳腺癌风险呈正相关。

而荷兰马斯特里赫特大学（Maastricht University）在此之前即已在月刊《癌流行病学、生物标记与预防》（*Cancer Epidemiology, Biomarkers & Prevention*）上发表了类似的研究，表明煎、炸、烤生成的丙烯酰胺，会使女性罹患癌症的可能性增加。这项纳入12万人（其中半数为女性）的研究，观察到了摄入丙烯酰胺与卵巢癌和子宫癌的发病率之间的联系。每天摄入40微克丙烯酰胺（相当于一包32克薯片中的含量）的女性，罹患子宫内膜癌和卵巢癌的可能性比摄入量最低的女性高出一倍。不过，科研人员并没有发现这种化学物质跟乳腺癌有所关联。

由上可知，日常饮食应尽量少吃油炸食品或煮得过久的食物。

对乙酰氨基酚

对乙酰氨基酚（Acetaminophen；Paracetamol），乃是一种有口皆碑的止痛药和退烧药。但这种非处方药物吃多了或经常吃，可能对肝脏伤害很大，甚至引起急性肝衰竭！

肠道细菌在对乙酰氨基酚引起的肝毒性中，同样扮演了重要角色。南方医科大学2018年在《肝病学杂志》（*Journal of Hepatology*）上发表了一项研究，探讨肠道菌群与对乙酰氨基酚诱导的肝毒性昼夜变化之间的直接联系。

他们将BALB/c小鼠分为两组，每日分别在活动期/休息期（ZT12/ZT0*）结束时服用对乙酰氨基酚，其中一组加有抗生素，结果发现：

- 对乙酰氨基酚在活动期造成的肝损伤，显著高于休息期，而抗生素可减少对乙酰氨基酚在活动期造成的肝损伤。
- 接受活动期粪便移植的小鼠，相对于休息期粪便移植的小鼠，肝损伤更为严重。
- 肠道细菌代谢物1–苯基–1, 2–丙二酮，（1-Phenyl-1, 2-propanedione，PPD）通过消耗谷胱甘肽，参与对乙酰氨基酚诱导的昼夜节律性肝毒性。

2023年，美国伊利诺伊大学（University of Illinois System）芝加哥分校登在期刊《肠道微生物》（*Gut Microbes*）上的最新研究，则确定肠道菌群的差异，会使对乙酰氨基酚诱导的肝毒性易感性不同。

该研究小组比较了携带不同细菌的C57BL/6J和C57BL/6N小鼠对对乙酰氨基酚引起的肝毒性易感性，结果如下：

• 鉴定一种肠道细菌代谢物苯丙酸（Phenylpropionic acid，PPA），能控制细胞色素P450 2E1的肝脏表达，这种酶催化对乙酰氨基酚转化为有毒代谢物。

• C57BL/6J小鼠的易感性低于C57BL/6N小鼠，而且前者体内PPA含量更高；后者PPA生物合成在体内受到抑制。

• 补充PPA能减轻对乙酰氨基酚对C57BL/6N小鼠诱导的肝毒性，但对肠道菌群组成影响不大。

肠道菌群会影响肝脏药物的代谢，我们从这两篇论文即可窥见一斑了。

注释

* ZT指的是定时器时间（Zeitgeber time，ZT），这是实验室所制订的环境时间。ZT12为夜晚开始时，或是关灯时间；ZT0则为白天开始时，也就是开灯时间。

“降糖一哥”阿卡波糖

来自土壤放线菌的阿卡波糖（Acarbose），乃为全球治疗2型糖尿病的一线药物。它是一种α–葡萄糖苷酶抑制剂，其结构类似寡糖，能通过抑制肠道中糖苷酶的活性，减少或者延缓淀粉类物质的消化和吸收，以达到降低餐后血糖的作用。

向有“降糖一哥”之称的阿卡波糖，自1994年上市以来，临床疗效常因人而异。由于药物可以被肠道菌群修饰或降解，故肠道细菌显然也会影响阿卡波糖的治疗效果。

2021年，中美学者联合在《自然》（*Nature*）上发表的论文——《人类微生物编码对抗糖尿病药物阿卡波糖的抗性》——表明在人体菌群中广泛存在着使阿卡波糖失活的细菌激酶（Microbiome-Derived acarbose kinases，Maks）。菌群中存在Maks基因的糖尿病患者，对阿卡波糖的治疗应答较弱。该科研团队还发现一种口腔放线菌，可产生内源性阿卡波糖样分子。

2023年，中国科学院等登在期刊《自然：新陈代谢》（*Nature Metabolism*）上的论文，则具体揭示了阿卡波糖会被肠道微生物降解灭活。他们研究了393名接受该药治疗的2型糖尿病患者中，对效果反应最低者的粪便样本，结果如下：

• 发掘出一种肠内降解阿卡波糖的细菌，称为格氏克雷伯菌TD1（Klebsiella grimontii TD1）。

• 格氏克雷伯菌TD1在对阿卡波糖反应很差的患者中富集，并随着治疗时间的推移而增加丰度。

• 从格氏克雷伯菌TD1中鉴定出一种广泛分布于肠道菌群且对阿卡波糖有偏好的葡萄糖苷酶，可将阿卡波糖降解成小分子并使其失去抑制剂的功能。

据上可知，在患者使用阿卡波糖之前，体内有些细菌就已能熟练应付阿卡波糖类似物的合成并消除其影响了。故从个性化医疗的角度看，若在服用阿卡波糖时检测Maks基因在粪便中的表达，可能对疗效的评估和药量的调整具有指导意义。

阿卡波糖本身无法被吸收或利用，仅在肠腔中发挥作用，然而除了人类细胞外，肠道菌群也会表达α-葡萄糖苷酶，所以这些细菌对碳水化合物的利用也将受到阿卡波糖影响，导致肠道菌群成员结构的改变，这亦即服用后会引起腹胀、腹痛及腹泻等的原因。

酒精使用障碍

一般人较少听过“酒精使用障碍”（Alcohol use disorder，AUD）这个医学名词，它是种在饮酒方面难以自控，一心只想饮酒或不顾后果地酗酒的行为模式，涵盖了酗酒、酒精依赖、酒精成瘾和酒精中毒等的不良状况。

酒精使用障碍与肠道细菌也有关联吗？2020年《肠道微生物》（*Gut Microbes*）上有篇美国国家卫生研究院（NIH）的论文指出，戒酒可恢复酒精使用障碍患者的肠道菌群。

他们纵向收集了22名新戒酒的酒精使用障碍住院患者的粪便与口腔标本、饮食数据、胃肠道评估、焦虑和抑郁测量以及饮酒量进行研究。

经对比分析了过度饮酒者（<10次/天）和酗酒者（10杯或更多酒/天）的情况，结果发现：双方在戒酒期间里，肠道菌群的变化显著不同，而且后者变化更大。

该论文认为戒酒后肠道菌群的迅速变化，表明了酒精使用障碍者的肠道菌群具有弹性，反映出限酒和戒酒的潜在好处。

2022年发表在西班牙马德里康普顿斯大学《转化精神病学》（*Translational Psychiatry*）上的研究也指出，肠道菌群有助于解释个体之间不同的酒精消耗模式。

他们一方面分析马德里507名大学生的饮酒情况和肠道菌群组成；另一方面对80只小鼠进行了行为测试和酒精中毒、粪便移植、抗生素给药的粪便样本收集，研究发现：

• 人类大量偶发性饮酒与特定粪便类型（根据粪便形状量表*）和放线菌门丰度增加有关。

• 从酒精中毒的小鼠中转移肠道菌群，会导致移植受体小鼠的自发饮酒量增加。

• 投放抗生素引起的菌群失调，导致饮酒量减少，并改变了有关菌门的相对丰度，例如厚壁菌门等升高、拟杆菌门等降低。

• 卟啉单胞菌属（Porphyromonas）在饮酒小鼠供体和受体中的相对丰度均较低，或与自发饮酒行为有关。

这项研究也揭示了酒精对肠道细菌的影响，并提供了操纵肠道细菌可能改变自发饮酒的证据。

注释

*粪便形状量表（Bristol stool scale）是英国布里斯托大学设计的，以粪便的性状作为分型判断的量表，共分为7型，从1型至7型性状逐渐变稀薄，含水量逐渐增多。

戒烟与肠道细菌

众所皆知，戒烟的人容易发胖。根据报道，戒烟者平均每6～12个月体重增加4.5千克，而有13%每年增加10千克以上。为什么会这样呢？

早在2013年，瑞士苏黎世大学登在美国《公共科学图书馆·综合》（*PLoS One*）上的论文即已发现，戒烟者肠道菌群结构有了变化，变得比较像肥胖者的肠道菌群。

2018年，韩国学者在《临床医学杂志》（*Journal of Clinical Medicine*）发表的卷烟与肠道细菌关系的研究中亦曾指出：吸烟者的肠道菌群组成与从不吸烟者显著不同；而从不吸烟者和曾经吸烟者的肠道菌群组成没有差异。这似意味着戒烟永不嫌晚！

以色列魏茨曼科学研究所的科学家们于2021年刊登在《自然》（*Nature*）上一篇题名为《肠道微生物群调节小鼠停止吸烟后的体重增加》的文章，则进一步揭示了肠道细菌在所谓“戒烟胖”中的驱动作用，同时鉴定出相关的体重调节代谢产物：二甲基甘氨酸（Dimethylglycine，DMG）和*N*–乙酰甘氨酸（*N*-Acetylglycine，ACG）。

科研小组将小鼠分成不暴露烟害、暴露烟害、接受抗生素但不暴露烟害、接受抗生素且暴露烟害四个组进行探索。现将研究结果要点汇整如下：

• 在不同饮食和品系的小鼠中，吸烟抑制体重增长，而戒烟则引起体重的增加（Smoking-Cessation-Induced weight gain，SCWG）。

• 吸烟导致小鼠肠道菌群组成和功能改变，驱动了SCWG。抗生素治疗引起的微生物群落耗竭可预防 SCWG。移植吸烟/戒烟小鼠的肠道菌群，能使不吸烟小鼠体重过度增加。

• 肠道菌群和宿主代谢膳食胆碱（Choline）产生的二甲基甘氨酸，在吸烟/戒烟的小鼠中生成增多，促进肠道能量吸收和体重增长，而*N*–乙酰甘氨酸的作用则与二甲基甘氨酸相反，能减少体重增加。

研究团队认为：吸烟期间逐渐发展的肠道菌群和其代谢物的改变，可促进宿主能量吸收以抵消由吸烟引起的畏食作用；戒烟后，畏食信号迅速消除，而致胖的“吸烟菌群”和积累的代谢物却只能缓慢逆转，从而导致戒烟后的体重快速增长。

这项研究修正了一直以来的世人观点，即戒烟后体重之所以增加，乃是因为体内减少尼古丁抑制食欲的缘故。以色列魏茨曼科学研究所的这项发现，或将有助于开发新型戒烟和减肥方法。

母乳寡糖

如今母乳寡糖受到的青睐已不同往昔，婴幼儿奶粉纷纷添加起母乳寡糖，其俨然成为营养“新贵”了。

母乳寡糖乃是人类母乳中寡糖成分的总称，含量仅次于乳糖和脂肪，占比约 8%。现已知道，母乳寡糖含有逾200种不同类型的结构，同时具有很强的个体差异性*。

母乳寡糖的组成以5种单糖为主：D–葡萄糖（D-glucose，Glc）、D–半乳糖（D-galactose，Gal）、*N*–乙酰氨基葡萄糖（*N*-acetylglucosamine，GlcNAc）、L–岩藻糖（L-fucose，Fuc）和唾液酸（Sialic acid，SA）。

不同的益生菌是以不同类型的母乳寡糖为食物的。换言之，不同的母乳寡糖会有不同的健康益处，这包括了促进双歧杆菌等有益菌增长、帮助消化与胃肠道健全、减少感染和过敏以及提高认知功能等。

当下为了实现产业化，母乳寡糖主要是以细菌合成或酶解的方法制造出来的，并非提取自天然的母乳，故食品安全意识还是得悬在心上的。

注释

*母乳寡糖的种类与含量，会受到人体内修饰糖类基团的酶——FUT2功能正常与否的影响。关于FUT2，请参阅本书“血型与肠道细菌”一文。

再谈益生菌

近些年来益生菌产品确实广受大众欢迎，但专家们对益生菌的功效却众说纷纭、尚无定论。

由于益生菌研究有其局限性，例如实验数据缺乏规范性、菌株的不一样、受试者个体差异性，以及研究资助方的利益干扰等。有一套所谓的“系统评价与荟萃分析”（Systematic Review & Meta-Analysis，SR & MA）法*，经常被用来评估益生菌的临床疗效。然而原始文献既已“先天不足”了，评价分析的结论会是真正客观可靠的吗?

2021年，波兰大学在期刊《生物医学与药物治疗》（*Biomedicine & Pharmacotherapy*）上的一篇论文就剑指这个问题。他们针对114 篇发表于2020年的益生菌SR & MA，进行了探讨和评价，却只有14项结果可用于临床实践，其中 77% 的论文质量极低。现将此论文内容摘要如下：

• 在114篇SR & MA中，110篇文章（96.5%）只包含随机临床实验，4篇（3.5%）则兼含了非随机临床实验。

• 77.2%的文章对单独益生菌治疗的效果进行评估，其余评估了益生菌与其他干预措施共用的疗效，如益生元、合生元以及后生元（12.3%）或更广泛的干预（10.5%）。

• 这114项的研究中大都没有给出前期设计的方案（60.5%）。

• 计有91篇文章（79.8%）并无列出排除的研究；2篇（1.8%）没有给出

排除的理由。

• 这114篇针对益生菌疗效的文章中，很少考虑益生菌菌株和剂量。至少有18项研究（15.8%）可能会造成误导，存在着将益生菌实验的结果与热灭活的益生菌、合生元，甚至益生元等实验结果随意合并的问题。

这项“以子之矛攻子之盾”的研究结论是，如果不仔细评估实验方法的有效性，益生菌实验的系统评价与荟萃分析（SR & MA），就不能被视为最高级别的证据。

注释

*系统评价与荟萃分析（Systematic Review & Meta-Analysis，SR & MA）法，可说是一体的两面，前者是个操作过程，后者是个统计工具，读者无须纠结。

吸睛的后生元

后生元（Postbiotics）乃是近年来热门的科研议题。2019年，国际益生菌和益生元科学协会（ISAPP）*，把后生元定义为“对宿主起有益作用的灭活菌和/或菌成分”。后生元的概念虽是由西班牙国家心血管研究中心的卡特丽娜（Katerina Tsilingiri）在2013年提出的，其实早在二十世纪九十年代，日本东京大学的光冈知足即有这样的思维了，并称之为“生物源素”（Biogenics）。

我们只要汇整一下这几年的相关论述，就会深刻感受到什么才是真正的“后生可畏”矣！后生元具备五大优势特性和拥有五大作用机制，现分别列举如下：

- 五大特性——

菌株经过灭活技术处理，具有高安全性；

不必细菌生长或定植，就可直接发挥效应；

各种年龄层都适用，并无人群的限制；

具有较长时间和更稳定的保存期限；

可应用于更广泛的商品中，包括饮料、乳品、饼干、面包以及彩妆等。

- 五大机制——

对微生物存在有益调节；

增强肠上皮屏障的功能；

能调控各种免疫反应；

能调节全身的新陈代谢；

通过神经系统发出信号。

当代微生态制剂包括了益生菌、益生元、合生元以及后生元。正如国际食品期刊《食品科学与技术趋势》(*Trends in Food Science & Technology*）指出的：后生元的出现将引领全球大健康产业进入下一阶段的革新。

从上述内容即知，在可预见的未来，后生元的市场势必“后来居上”。

注释

*国际益生菌和益生元科学协会（The International Scientific Association of Probiotics and Prebiotics，ISAPP）于2000年在美国纽约的发酵食品与健康会议上创建，乃是一个非营利性的组织。

国际益生菌和益生元科学协会致力于促进益生菌和益生元发展，并适时针对有关两者的问题做出回应，还为益生菌和益生元产品的科学标准制定了指南。

新鲜名词“隐生元”

“隐生元”（Celobiotics）这个新词，乃是以研究肥胖与肠道细菌关系出名的美国圣路易斯华盛顿大学杰弗里·戈登（Jeffrey Gordon）团队提出来的，很有创意和见地，相信日后或会被广泛接受。

这个术语出现在2022年他们发表于《细胞》（*Cell*）上的一篇论文中，该研究内容主要是揭示了肠道细菌卵形拟杆菌（*Bacteroides ovatus*）可通过表达果胶聚糖（Pectic glycans）的降解酶，释放橙子纤维（生产果汁的副产物）中的活性化合物：*N*–甲基–5–羟色胺（*N*-methyl-5-serotonin）。

该研究指出，给吃西式饮食的无菌老鼠补充*N*–甲基–5–羟色胺，可使其减少肥胖、增加肝糖原生成、缩短肠道转运时间，以及改变调节肝脏和结肠昼夜节律的基因表达。该研究还进一步在人体实验中确定了粪便中*N*–甲基–5–羟色胺的积累与肠道微生物编码消化果胶聚糖的酶相关。

该科研小组对“隐生元”的描述就是：通过一种或多种微生物酶的作用（而不是合成），从植物纤维中释放出益生物质，并且其生物/药理学活性不依赖于额外的微生物转化。

论文提示了膳食纤维的有益作用，可能还含有其他的天然产物，而摄取效果的不同是与肠道是否存在开采“隐生元”的特定微生物有关的。

其实“隐生元”的概念似等同我们经常说到的“益菌因子”。我曾写过一篇题名为《为什么说膳食中的多酚是一类益菌因子？》的文章，其中提到“因为膳食多酚大都无法被身体直接吸收利用，必须经过肠道细菌所分泌的各种酶降解转化后方有可为”，文中所举例的槲皮素（Quercetin）和雌马酚（Equol）等也就属于“隐生元”了。

这项研究结果也告诉了大家，能够好好地利用食品制造和加工过程中所产生的废料非常重要，因为它们可能埋藏着具有生物活性的天然产物。“隐生元”提供了对食品和微生物科学家们都有价值的新机会。

肠道细菌的明日之星

肠道中的嗜黏蛋白阿克曼菌（*Akkermansia muciniphila*，以下简称Akk菌）一直是备受瞩目的细菌，我在拙作《养好肠道菌 身体才健康》里曾提及过，近几年在各方钻研之下，更证实了其对健康的诸多好处。

如今已有越来越多的研究，从其与健康简单的关联性转向因果关系了。比利时天主教鲁汶（Leuven）大学乃是Akk菌研究的重镇，2022年在期刊《自然评论胃肠病学与肝病学》（*Nature Reviews Gastroenterology and Hepatology*）上就发表了一篇综述文章，重点介绍了该菌在健康和疾病中的作用和机制。

诚然，从Akk菌被发现并鉴定至今，大量文献表明，这种细菌的缺乏或丰度下降与肥胖、糖尿病、脂肪肝、肠道炎症，以及对癌症免疫疗法的反应等有关。现就将研究的亮点举例如下：

• 无论是活的或巴氏杀菌的Akk菌，还是其外膜囊泡，都可使肠道菌群组成正常化，增强肠道屏障，调节免疫和抑制炎症反应。

• Akk菌在抗癌的免疫疗法中，能促使程序性细胞死亡蛋白1（Programmed cell death protein 1，PD-1）抑制剂有效发挥作用。

• Akk菌与糖尿病药物二甲双胍（Metformin）的疗效相关，其衍生的外膜囊泡可对治疗糖尿病有益。

• Akk菌能改善酒精性肝病患者和药物性（如乙酰氨酚）的肝脏损伤。

• Akk菌能增加大脑中的烟酰胺（Nicotinamide），即维生素B_3，减轻肌萎缩性脊髓侧索硬化症的症状。

• Akk菌可以缓解身体暴露在寒冷中所诱导的促心房颤动（AF）表现。

• Akk菌可减少高脂饮食下因李斯特菌感染导致的肠道和肝脏炎症。

• Akk菌能预防摄入乳化剂（如羧甲基纤维素和聚山梨酯80）引起的代谢紊乱，防止菌群侵蚀肠上皮细胞。

• 灭活的Akk菌同样可以刺激能量消耗，具有减肥效果。

• 经过巴氏杀菌的Akk菌比活菌更为有效，食用也很安全。

鉴于Akk菌在体外和体内研究中的生物学优势，我们深信总有一天其会走出实验室，而正式成为新一代的益生菌，造福人类！